Esther Nguper Dansoho
Bartholomew Terfa Dansoho
Oryina Ikpenge

FACTORES QUE INFLUENCIAM A EPINEFRINA EM USHONGO LGA DO ESTADO DE BENUE, NIGÉRIA

Esther Nguper Dansoho
Bartholomew Terfa Dansoho
Oryina Ikpenge

FACTORES QUE INFLUENCIAM A EPINEFRINA EM USHONGO LGA DO ESTADO DE BENUE, NIGÉRIA

Publisher:
Sciencia Scripts
is a trademark of
Dodo Books Indian Ocean Ltd. and OmniScriptum S.R.L publishing group

120 High Road, East Finchley, London, N2 9ED, United Kingdom
Str. Armeneasca 28/1, office 1, Chisinau MD-2012, Republic of Moldova, Europe
Printed at: see last page
ISBN: 978-620-7-92772-2

FACTORES QUE INFLUENCIAM A EPINEFRINA EM USHONGO LGA DO ESTADO DE BENUE, NIGÉRIA

Esther Nguper Dansoho

Bartolomeu Terfa Dansoho

Oryina Ikpenge

2024

DEDICAÇÃO

Este trabalho é dedicado a Deus Todo-Poderoso.

AGRADECIMENTOS

Em primeiro lugar, gostaríamos de expressar a minha profunda gratidão ao Deus da Criação pela Sua orientação e proteção inabaláveis ao longo do meu percurso académico. A sua graça tem sido uma fonte constante de força, permitindo-me ultrapassar desafios e atingir os meus objectivos.

A dádiva da vida e da boa saúde que Ele nos concedeu tem sido indispensável, permitindo-me concentrar-me nos meus estudos com uma mente clara e um corpo resistente. Em cada obstáculo e triunfo, a Sua presença tem sido uma força tranquilizadora, guiando os meus passos e dando-me a sabedoria e a força necessárias para ter sucesso. Por todas estas bênçãos, estamos profundamente agradecidos e em dívida.

ÍNDICE DE CONTEÚDOS

RESUMO

Este estudo, intitulado Factores que influenciam o PAI em Ushongo LGA do Estado de Benue, Nigéria, investiga os factores que influenciam o PAI em Ushongo LGA do Estado de Benue. A investigação visa avaliar a sensibilização para o PAI entre os prestadores de cuidados e os membros da comunidade, avaliar a disponibilidade dos serviços do PAI, avaliar o grau de acessibilidade aos serviços do PAI, examinar os factores de saúde que influenciam o PAI e identificar os desafios que afectam a implementação do PAI. O estudo está ancorado no Modelo de Crenças em Saúde (HBM) e na Teoria Social Cognitiva (SCT), empregando uma abordagem quantitativa através de um método de inquérito. Os resultados revelam que 76,6% dos membros da comunidade estão bem informados sobre o PAV, o que indica esforços de comunicação bem-sucedidos. No entanto, 64,2% dos inquiridos acreditam que os serviços de PAV não estão suficientemente disponíveis e 56,4% relatam desafios significativos no transporte para os locais de vacinação. Além disso, 52,8% consideram o custo do acesso aos serviços do PAV proibitivo e 56,3% citam as barreiras linguísticas como um impedimento significativo. As infra-estruturas de saúde são geralmente vistas de forma favorável, com 75,4% dos inquiridos a reconhecerem o seu apoio à prestação eficaz do PAV. 81,7% dos inquiridos consideram que a presença de profissionais de saúde com formação melhora a qualidade dos serviços, enquanto 60,9% concordam que a prevalência de doenças infecciosas influencia a definição de prioridades em matéria de vacinas. Entre os desafios identificados contam-se o financiamento limitado, considerado por 86,4% dos inquiridos como um obstáculo significativo, e as concepções erradas da comunidade, apontadas por 80,2% como obstrutivas. As barreiras geográficas e a formação inadequada dos profissionais de saúde são também questões significativas, reconhecidas por 87,3% e 82,8% dos inquiridos, respetivamente. O estudo conclui que múltiplos desafios, incluindo constrangimentos financeiros, concepções erradas da comunidade, barreiras geográficas e formação inadequada dos profissionais de saúde, impedem a implementação bem sucedida dos serviços do PAI na ZD de Ushongo. O estudo recomenda, entre outras coisas, que para enfrentar estes desafios sejam implementadas estratégias abrangentes, tais como o aumento do número de locais de vacinação, o alargamento do horário de funcionamento, a implementação de clínicas móveis e o investimento na formação contínua e no reforço das capacidades dos profissionais de saúde para aumentar a eficácia e a cobertura do programa do PEI na região.

CAPÍTULO UM

INTRODUÇÃO

1.1 Contexto do estudo

O Programa Alargado de Vacinação (PAV) é uma pedra angular dos esforços globais de saúde pública, com o objetivo de proteger os indivíduos e as comunidades contra as doenças que podem ser prevenidas por vacinação (DPV). Criado pela Organização Mundial de Saúde (OMS) em 1974, o programa evoluiu significativamente ao longo das décadas para dar resposta aos desafios de saúde emergentes e melhorar a cobertura vacinal a nível mundial (Organização Mundial de Saúde [OMS], 2022).

Os principais objectivos do PAV abrangem o aumento da cobertura da vacinação, a redução da morbilidade e da mortalidade causadas pelas doenças venéreas e a obtenção de equidade no acesso às vacinas em diferentes estratos socioeconómicos e regiões geográficas. Ao aplicar vacinas contra doenças como a poliomielite, o sarampo, a difteria, o tétano, a tosse convulsa, a tuberculose e a hepatite B, o PAV fez progressos notáveis na prevenção de doenças, incapacidades e mortes entre as populações vulneráveis (OMS, 2021).

O PAV actua através de parcerias estratégicas com governos nacionais, organizações não-governamentais (ONG), agências internacionais e fabricantes de vacinas para garantir a disponibilidade, acessibilidade e preço das vacinas que salvam vidas. Através de mecanismos robustos de vigilância, monitorização e avaliação, o PAV avalia continuamente a eficácia do programa, identifica lacunas na cobertura da imunização e implementa intervenções direccionadas para chegar a comunidades mal servidas (Gavi, the Vaccine Alliance, 2023).

À medida que o panorama da saúde mundial evolui, o PAV enfrenta novos desafios, incluindo a hesitação em vacinar, as perturbações na cadeia de abastecimento e as doenças infecciosas emergentes. No entanto, o programa permanece resiliente, aproveitando as inovações em tecnologia de vacinas, mecanismos de distribuição e estratégias de comunicação para se adaptar e responder eficazmente às ameaças em evolução (OMS, 2021).

O sucesso do PAV depende de um forte compromisso político, do investimento sustentado em infra-estruturas de imunização e do envolvimento da comunidade para criar confiança nas vacinas. No futuro, o PAV deve continuar a dar prioridade à equidade, à qualidade e à sustentabilidade para garantir que todos os indivíduos, independentemente dos seus antecedentes ou circunstâncias, possam beneficiar de vacinas que salvam vidas (Gavi, the Vaccine Alliance, 2023).

Os programas de imunização são fundamentais para prevenir a transmissão de doenças infecciosas, reduzindo assim o peso da doença nos indivíduos e nas comunidades. As vacinas estimulam a resposta imunitária do organismo a agentes patogénicos específicos, dotando os indivíduos de imunidade contra doenças como o sarampo, a poliomielite, a gripe e a hepatite (OMS, 2021). Ao atingir elevadas taxas de cobertura vacinal, os programas de imunização contribuem para o estabelecimento da imunidade de grupo, em que uma proporção suficiente da população é imune, protegendo assim os indivíduos vulneráveis que não podem ser vacinados por razões médicas (Centers for Disease Control and Prevention [CDC], 2023).

De acordo com dados recentes da OMS, os programas de imunização conduziram a reduções substanciais na incidência de doenças evitáveis por vacinação em todo o mundo. Por exemplo, a taxa global de mortalidade por sarampo diminuiu 80% entre 2000 e 2020, principalmente devido ao aumento da cobertura vacinal (OMS, 2021). Do mesmo modo, a quase erradicação da poliomielite em muitas regiões pode ser atribuída a extensas campanhas de imunização coordenadas por organizações internacionais de saúde (CDC, 2023).

Os programas de imunização produzem benefícios económicos significativos ao reduzirem os custos dos cuidados de saúde, aumentarem a produtividade e evitarem os encargos económicos associados aos surtos de doenças. Para além disso, os programas de imunização contribuem para a redução da pobreza, evitando despesas catastróficas com os cuidados de saúde e permitindo que os indivíduos permaneçam saudáveis e membros produtivos da sociedade (Gavi, the Vaccine Alliance, 2023).

Os programas de imunização desempenham um papel crucial na promoção da equidade na saúde, assegurando um acesso equitativo às vacinas e aos serviços de saúde, particularmente entre as populações marginalizadas e mal servidas. A Agenda de Imunização 2030 da OMS sublinha a importância de chegar a todas as comunidades, independentemente da localização geográfica ou do estatuto socioeconómico, para alcançar a cobertura universal de imunização (OMS, 2021). Iniciativas como a Gavi, a Aliança para as Vacinas, esforçam-se por melhorar o acesso às vacinas nos países de baixos rendimentos através de mecanismos de financiamento inovadores e de estratégias de aquisição de vacinas (Gavi, a Aliança para as Vacinas, 2023).

No entanto, desafios como a hesitação em vacinar, infra-estruturas inadequadas e interrupções na cadeia de abastecimento podem dificultar os esforços para alcançar uma cobertura equitativa da imunização. Para enfrentar estes desafios, é necessária uma colaboração multissectorial, o envolvimento da comunidade e intervenções específicas para criar confiança nas vacinas e reforçar os sistemas de saúde (CDC, 2023).

Compreender o contexto local é essencial para conceber programas de imunização eficazes e abordar desafios específicos relacionados com a cobertura e o acesso à vacina. Apesar da sua produtividade agrícola, a LGA de Ushongo enfrenta desafios socioeconómicos, incluindo pobreza, acesso limitado à educação e infra-estruturas de saúde inadequadas. A maioria dos residentes depende da agricultura de subsistência para a sua subsistência, com acesso limitado a serviços básicos, como água potável e instalações sanitárias (Governo do Estado de Benue, 2020). Os factores socioeconómicos, como a pobreza e as baixas taxas de alfabetização, podem influenciar o comportamento de procura de cuidados de saúde e a aceitação da vacina na comunidade (Owoseni et al., 2020).

O sistema de saúde em Ushongo LGA inclui instalações de cuidados de saúde primários, incluindo centros de saúde e dispensários, complementados por serviços de proximidade e programas de saúde baseados na comunidade. No entanto, desafios como pessoal inadequado, capacidade limitada de armazenamento de vacinas e fornecimento de eletricidade não fiável representam barreiras significativas à prestação de serviços de imunização (Oyefabi et al., 2019). Além disso, o terreno acidentado e as redes rodoviárias deficientes em algumas zonas da LGA dificultam o acesso aos serviços de saúde, incluindo a imunização de rotina.

A cobertura de imunização em Ushongo LGA, tal como em muitas zonas rurais da Nigéria, é insuficiente, com disparidades observadas em diferentes vacinas e grupos etários. De acordo com os dados do Inquérito Demográfico e de Saúde da Nigéria, a taxa de cobertura total de imunização no Estado de Benue, incluindo Ushongo LGA, foi de apenas 25% entre as crianças com idades compreendidas entre os 12 e os 23 meses, o que realça as lacunas na adoção de vacinas (National Population Commission et al., 2019). Vários factores contribuem para a baixa cobertura de imunização na LGA, incluindo a falta de stock de vacinas, a hesitação em vacinar, a educação sanitária inadequada e as crenças culturais em torno da vacinação (Adedokun et al., 2019).

A investigação sobre o PAV na Área Governamental Local de Ushongo (LGA) do Estado de Benue é essencial para compreender os desafios da imunização e melhorar os resultados no domínio da saúde. No entanto, existem lacunas notáveis na literatura existente que merecem atenção para uma compreensão mais abrangente e uma intervenção eficaz. São escassos os estudos locais que se centram especificamente no PAV na LGA de Ushongo, o que realça uma lacuna crítica na literatura (Adeyinka et al., 2020). Embora os dados a nível nacional forneçam informações valiosas, a investigação localizada é essencial para compreender a dinâmica a nível comunitário que influencia as práticas de imunização. Factores como as crenças socioculturais, as práticas religiosas e a acessibilidade geográfica têm um impacto significativo na aceitação da vacina (Fatiregun & Okoro, 2019). No entanto, existe uma falta de investigação sistemática sobre estes factores na LGA de Ushongo.

A compreensão das crenças específicas da comunidade é crucial para a conceção de intervenções culturalmente sensíveis. Além disso, a literatura existente ignora frequentemente os desafios do sistema de saúde que afectam a prestação de serviços de imunização (Oluwasegun et al., 2021). Embora os estudos possam dar conta das taxas de cobertura, podem não abordar questões subjacentes, como a gestão da cadeia de abastecimento de vacinas e a capacidade dos profissionais de saúde. Do mesmo modo, existe uma lacuna na investigação no que respeita à equidade e ao acesso aos serviços de imunização, em especial entre as populações marginalizadas na ZD de Ushongo (Adegboye et al., 2021). Compreender os factores de saúde e os desafios ao PAV é essencial para melhorar a cobertura da imunização.

A resolução destas lacunas na literatura existente sobre o PAV na LGA de Ushongo é essencial para fazer avançar os conhecimentos, orientar a formulação de políticas e melhorar os resultados da imunização na região. O atual estudo sobre o PAV na Área de Governo Local (LGA) de Ushongo do Estado de Benue é motivado pela necessidade urgente de investigação e intervenções numa região que enfrenta desafios de saúde significativos, incluindo elevadas taxas de mortalidade infantil e de crianças e acesso limitado aos cuidados de saúde (National Population Commission Nigeria, 2019). Os programas de imunização são vitais para combater estes desafios, mas há uma falta de investigação localizada sobre o PAV em Ushongo LGA. O aumento da cobertura da imunização é crucial, especialmente em comunidades carenciadas como Ushongo LGA, para reduzir o peso das doenças evitáveis por vacinação (Oluwasegun et al., 2021).

Ao identificar as barreiras ao acesso e as lacunas na prestação de serviços, o estudo visa melhorar as taxas de aceitação e cobertura da vacina. As intervenções baseadas em provas e adaptadas aos contextos locais são essenciais para reforçar os programas de imunização (Adegboye et al., 2021). Através de uma investigação rigorosa, o estudo procura informar o desenvolvimento de intervenções direccionadas, tais como iniciativas de envolvimento da comunidade e esforços de reforço do sistema de saúde. Além disso, a investigação em Ushongo LGA contribui para o conhecimento global da saúde, fornecendo informações aplicáveis a contextos semelhantes em todo o mundo, facilitando a colaboração e os esforços colectivos para melhorar os programas de imunização e os resultados de saúde a nível mundial.

Resumindo, o presente estudo sobre o PAV na LGA de Ushongo justifica-se pela necessidade urgente de abordar os desafios de saúde locais, aumentar a cobertura da imunização, informar intervenções baseadas em provas e contribuir para o conhecimento global da saúde. Através da realização de uma investigação abrangente neste contexto específico, o estudo visa gerar conhecimentos accionáveis que possam conduzir a melhorias nos serviços de imunização, promover a equidade na saúde e, em última análise, salvar vidas.

1.2 Declaração do problema

A imunização é amplamente reconhecida como uma das intervenções de saúde pública com melhor relação custo-eficácia para prevenir doenças transmissíveis e reduzir a morbilidade e a mortalidade infantis. O PAV tem sido fundamental para a distribuição de vacinas a milhões de crianças em todo o mundo. No entanto, apesar dos esforços globais para melhorar a cobertura da imunização, persistem disparidades, em especial nas comunidades mal servidas e marginalizadas.

Conseguir uma cobertura óptima de imunização é um desafio significativo em áreas mal servidas como Ushongo LGA, Estado de Benue, Nigéria. Compreender os factores de saúde que influenciam o PAV em Ushongo LGA é crucial para enfrentar os obstáculos à adoção da vacina. Embora estudos anteriores tenham explorado aspectos da cobertura da imunização e da prestação de cuidados de saúde em contextos semelhantes, subsistem lacunas notáveis na literatura.

Vários estudos recentes investigaram diferentes aspectos da cobertura da vacinação e da prestação de cuidados de saúde na Nigéria. Por exemplo, Olorunsaiye et al. (2020) examinaram os factores associados à vacinação incompleta entre crianças com idades compreendidas entre os 12 e os 59 meses, utilizando uma análise multinível de dados do Inquérito Demográfico e de Saúde da Nigéria. Usman et al. (2018) efectuaram uma revisão sistemática e uma avaliação crítica da imunização de rotina na Nigéria. Ugochukwu e Eseigbe (2019) investigaram o conhecimento, a atitude e a prática das mães relativamente à imunização infantil no Estado de Benue.

Embora estes estudos forneçam informações valiosas sobre a cobertura da vacinação na Nigéria, subsistem várias lacunas. A investigação tem-se centrado frequentemente em tendências mais amplas, negligenciando os desafios locais específicos da LGA de Ushongo. Muitos estudos baseiam-se em dados quantitativos, ignorando os factores socioculturais matizados que influenciam a imunização. É necessária uma avaliação exaustiva dos factores do sistema de saúde, incluindo as infra-estruturas, os modelos de prestação de serviços e a capacidade dos profissionais de saúde na LGA de Ushongo. Além disso, o papel das estratégias de envolvimento da comunidade na promoção da imunização e na abordagem da hesitação em vacinar tem sido negligenciado, salientando a necessidade de abordagens eficazes para aumentar a participação da comunidade nos programas de imunização.

Este estudo visa colmatar estas lacunas, avaliando os factores de saúde que influenciam o PAV em Ushongo LGA, Estado de Benue, Nigéria. Procura compreender os obstáculos à adoção da vacinação e identificar estratégias para melhorar as taxas de cobertura. Ao centrar-se no reforço do sistema de saúde e no envolvimento da comunidade, esta investigação visa contribuir para intervenções que melhorem os resultados da imunização e reduzam as doenças evitáveis por vacinação na zona rural de Ushongo.

1.3 Objetivo do estudo

O objetivo deste estudo é avaliar os factores de saúde que influenciam a eficácia do Programa Alargado de Imunização (PAI) na Área do Governo Local de Ushongo (LGA) do Estado de Benue, na Nigéria. O estudo visa

1. Investigar a consciencialização do Programa Alargado de Imunização (PAI) na ZD de Ushongu.

2. Avaliar a disponibilidade de serviços de PAI em Ushongu LGA do Estado de Benue.

3. Avaliar o grau de acessibilidade dos serviços do PAI em Ushongu LGA do Estado de Benue.

4. Examinar os factores de saúde que influenciam o PAV em Ushongo LGA do Estado de Benue.

5. Descobrir os desafios que afectam a implementação bem-sucedida dos serviços do PEI na ZD de Ushongu.

1.4. Questões de investigação

As seguintes questões são formuladas para orientar esta investigação:

1. Qual é o nível de conhecimento do Programa Alargado de Imunização (PAI) entre os prestadores de cuidados e os membros da comunidade em Ushongu LGA?

2. Qual é a disponibilidade dos serviços do PAI em Ushongu LGA do Estado de Benue?

3. Em que medida os serviços do PAI são acessíveis em Ushongu LGA do Estado de Benue?

4. Quais são os factores de saúde que influenciam a eficácia do IMR em Ushongo LGA do Estado de Benue?

5. Quais são os principais desafios que afectam a implementação bem-sucedida dos serviços do PAI na ZD de Ushongu?

1.6 Importância do estudo

Este estudo é significativo nos seguintes aspectos:

O estudo fornece dados concretos sobre os factores de saúde que influenciam o PAV em Ushongo LGA, no Estado de Benue. Ao analisar os dados sobre a cobertura da imunização, as infra-estruturas de cuidados de saúde, a sensibilização da comunidade e outros factores, o estudo oferecerá uma imagem clara do estado atual da imunização. Estes dados são cruciais para que os decisores políticos, os prestadores de cuidados de saúde e as partes interessadas possam conceber intervenções direccionadas para melhorar os resultados da vacinação.

O estudo irá aprofundar a nossa compreensão dos factores que afectam a aceitação da vacinação nas comunidades rurais nigerianas. Ao explorar os determinantes socioculturais, económicos e geográficos da aceitação da vacina, irá gerar novos conhecimentos sobre a forma como estes factores influenciam o comportamento em matéria de saúde, informando a investigação futura, os quadros teóricos e as intervenções de saúde pública.

Este estudo irá aperfeiçoar as teorias relacionadas com a mudança de comportamentos de saúde, o envolvimento da comunidade e o reforço do sistema de saúde. Ao aplicar conceitos teóricos à adesão à imunização na LGA de Ushongo, irá melhorar a nossa compreensão de como os factores de saúde influenciam os resultados, informando a conceção de programas de imunização eficazes.

Demonstrando o valor de uma abordagem de métodos mistos, este estudo combinará a análise de dados quantitativos com conhecimentos qualitativos para proporcionar uma compreensão abrangente dos factores que influenciam os resultados da imunização. Esta abordagem pode servir de modelo para investigação futura em contextos de recursos limitados.

Os resultados têm o potencial de melhorar significativamente a vida das pessoas em Ushongo LGA e em comunidades semelhantes. Ao identificar os obstáculos à adoção da vacinação e ao desenvolver intervenções específicas, o estudo pode reduzir as doenças evitáveis pela vacinação e melhorar a saúde geral da população, promovendo a equidade na saúde e reduzindo as disparidades.

O estudo fornecerá recomendações baseadas em provas para os profissionais de saúde pública, decisores políticos e prestadores de cuidados de saúde. Ao oferecer conhecimentos accionáveis, pode orientar o desenvolvimento e a implementação de programas de imunização eficazes adaptados às necessidades da comunidade, acabando por salvar vidas e reduzir a morbilidade e a mortalidade infantis.

1.6 Âmbito do estudo

Este estudo examina vários aspectos que influenciam o PAV na Área de Governo Local de Ushongo (LGA) do Estado de Benue, na Nigéria. Centra-se no nível de sensibilização para o PAV entre os prestadores de cuidados e os membros da comunidade, explorando os factores que contribuem ou dificultam, como a educação, os canais de comunicação e as crenças culturais.

A investigação avalia a disponibilidade dos serviços do PAV na LGA de Ushongo, incluindo a presença de centros de vacinação, a adequação do material e do pessoal médico e a funcionalidade das infra-estruturas necessárias para a prestação do PAV. Avalia a acessibilidade dos serviços do PAV, analisando a proximidade geográfica dos centros de vacinação, os meios de transporte e as barreiras socioeconómicas que podem dificultar o acesso aos serviços de imunização.

O estudo também examina os factores relacionados com a saúde que influenciam a eficácia do PAV na LGA de Ushongo, tais como a prevalência de doenças, os indicadores de saúde materna e infantil, o estado nutricional e a presença de outras intervenções ou programas de saúde. Por fim, identifica e analisa os desafios que afectam a implementação bem sucedida dos serviços do PAV, incluindo questões logísticas, restrições de financiamento, crenças e práticas culturais, hesitação em vacinar, fragilidades do sistema de saúde e factores políticos.

1.7 Definição operacional dos termos

Para maior clareza, são definidos os seguintes termos encontrados no estudo:

1. **Acessibilidade dos serviços de PAV**: Refere-se à facilidade com que os prestadores de cuidados e os membros da comunidade em Ushongo LGA podem aceder aos serviços de imunização, tendo em conta factores como a proximidade de instalações de cuidados de saúde, opções de transporte, acessibilidade, disponibilidade de informação e aceitação cultural das práticas de imunização.

2. **Disponibilidade de serviços de PAV**: Isto engloba a presença e a acessibilidade de recursos essenciais, instalações e pessoal necessários para a prestação de serviços de imunização em Ushongo LGA, incluindo vacinas, instalações de cuidados de saúde equipadas, infra-estruturas de cadeia de frio, prestadores formados e outros fornecimentos.

3. **Sensibilização para o PAV**: Indica o nível de conhecimento e compreensão entre os prestadores de cuidados e os membros da comunidade sobre os objectivos, procedimentos e benefícios do Programa Alargado de Vacinação. Inclui o conhecimento dos calendários de vacinação, das doenças visadas, da importância da imunização e das fontes de informação.

4. **Cuidadores**: Indivíduos responsáveis pelo bem-estar e pelas necessidades de cuidados de saúde das crianças na ZLG de Ushongo, incluindo pais, tutores ou membros da família que supervisionam a saúde e a imunização das crianças elegíveis ao abrigo do PAI.

5. **Desafios que afectam a implementação do PAV**: Trata-se de barreiras, obstáculos e dificuldades encontrados no planeamento, execução e manutenção do PAV na ZL de Ushongo, tais como restrições logísticas, problemas de financiamento, interrupções no

fornecimento de vacinas, hesitação, barreiras culturais, desinformação e fracas infra-estruturas de cuidados de saúde.

6. **Membros da comunidade**: Residentes de Ushongo LGA que direta ou indiretamente influenciam ou são afectados pelo IMR, representando vários grupos etários, contextos socioeconómicos e afiliações culturais dentro da comunidade.

7. **Programa Alargado de Imunização (PAI)**: Um esforço sistemático por parte das autoridades e organizações de saúde para fornecer serviços de imunização a todas as crianças em Ushongo LGA, incluindo vacinas contra doenças evitáveis, adesão a calendários de vacinação e estratégias para garantir taxas de cobertura elevadas.

8. **Factores de saúde que influenciam o PAV**: Estes incluem determinantes demográficos, epidemiológicos, socioeconómicos e culturais que têm impacto na eficácia e na aceitação dos serviços de imunização na LGA de Ushongo, tais como a prevalência de doenças, as taxas de cobertura, a demografia da população, o estatuto socioeconómico, as crenças culturais, os comportamentos de procura de cuidados de saúde e a dinâmica de transmissão de doenças.

CAPÍTULO DOIS

REVISÃO DA LITERATURA

2.1 Introdução

Este capítulo inicia-se com uma exploração e análise exaustivas de elementos-chave essenciais para compreender o contexto do estudo. Inclui uma análise aprofundada dos seguintes domínios críticos: quadro teórico, quadro concetual, estudos empíricos e um resumo. Esta análise exaustiva foi concebida para ancorar a investigação numa base teórica sólida e num meio empírico bem estabelecido.

2.2 Quadro teórico/concetual/estudos empíricos

Este estudo aprofunda os fundamentos teóricos que moldam o seu percurso de investigação. Examina modelos teóricos estabelecidos, enquadramentos e paradigmas pertinentes aos Factores de Saúde que Influenciam o PAI em Ushongo LGA, Estado de Benue. É concebido um quadro concetual que reflecte os contornos únicos do panorama da investigação. É efectuada uma crítica incisiva de estudos empíricos que investigam temas análogos ou interligados em ambientes semelhantes. O resumo destila as percepções dos exames teóricos, conceptuais e empíricos, tecendo-os numa narrativa integrada.

2.2.1 Quadro teórico

A investigação aprofunda os fundamentos teóricos que orientam o estudo, analisando os modelos teóricos, os quadros e os paradigmas prevalecentes pertinentes para a intersecção dos factores de saúde que influenciam o PAI em Ushongo LGA, Estado de Benue. O Modelo de Crenças sobre a Saúde (Health Belief Model - HBM) oferece uma visão sobre os comportamentos individuais, explorando as crenças pessoais relativamente às condições de saúde, os benefícios percebidos da ação e as barreiras à realização dessa ação. Do mesmo modo, a Teoria Social Cognitiva (TSC) oferece perspectivas valiosas sobre a dinâmica da aprendizagem e a influência social, abrangendo a aprendizagem observacional, a auto-eficácia e os factores situacionais. Ao sintetizar e criticar estas teorias, a investigação procura estabelecer um quadro concetual abrangente para compreender a intrincada interação dos factores que influenciam o IMR na zona geográfica de Ushongo, no Estado de Benue.

2.2.1.1 O modelo de crenças sobre a saúde (HBM)

O Modelo de Crenças sobre a Saúde (Health Belief Model - HBM) é um quadro teórico amplamente utilizado na investigação em saúde pública que procura explicar e prever comportamentos relacionados com a saúde, examinando as percepções dos indivíduos sobre as ameaças à sua saúde e os factores que influenciam os seus processos de tomada de decisão. De acordo com o HBM, a probabilidade de um indivíduo se envolver em comportamentos de promoção da saúde é influenciada por vários factores-chave, incluindo a perceção da suscetibilidade a uma ameaça à saúde, a perceção da gravidade da ameaça, a perceção dos benefícios de tomar medidas para reduzir a ameaça e a perceção dos obstáculos à tomada de medidas. Além disso, as pistas para a ação, como as mensagens dos prestadores de cuidados de saúde ou as campanhas nos meios de comunicação social, também podem influenciar a mudança de comportamento.

No contexto do PAV em Ushongo LGA do Estado de Benue, na Nigéria, o Modelo de Crenças na Saúde pode fornecer informações valiosas sobre os factores que influenciam as decisões dos indivíduos relativamente à adesão à imunização. Uma investigação conduzida por Onyiriuka e Ofoegbu (2019) na Nigéria concluiu que factores como a perceção da suscetibilidade a doenças preveníveis por vacinação, a perceção da gravidade dessas doenças e a perceção dos benefícios da vacinação estavam positivamente associados às intenções dos pais de vacinar os seus filhos. Do mesmo modo, a perceção das barreiras à vacinação, como a falta de acesso a instalações de cuidados de saúde ou as preocupações com a segurança das vacinas, foram consideradas factores dissuasores significativos da adesão à imunização.

Além disso, o estudo de Alhassan et al. (2018) no Gana destacou a importância das pistas para a ação na promoção da adesão à imunização, em particular o papel dos prestadores de cuidados de saúde na transmissão de mensagens claras e persuasivas sobre a importância da vacinação.

2.2.1. 2 Teoria Social Cognitiva (TSC)

A Teoria Social Cognitiva (TSC), desenvolvida por Albert Bandura, defende que o comportamento é influenciado pela interação recíproca entre factores pessoais, factores ambientais e os próprios comportamentos. De acordo com a TSC, os indivíduos aprendem através da observação, imitação e modelação de comportamentos exibidos por outros, bem como através do reforço ou punição desses comportamentos. Além disso, a auto-eficácia, ou seja, a crença de uma pessoa na sua própria capacidade de realizar um comportamento com sucesso, desempenha um papel crucial na formação do comportamento.

No contexto do PAV em Ushongo LGA do Estado de Benue, na Nigéria, a Teoria Social Cognitiva pode ajudar a elucidar os factores que influenciam as decisões dos indivíduos relativamente à adesão à imunização. Uma investigação realizada por Afolabi et al. (2019) na Nigéria concluiu que a confiança dos pais na sua capacidade de navegar no sistema de saúde e aceder aos serviços de vacinação para os seus filhos (ou seja, a autoeficácia) estava positivamente associada a taxas mais elevadas de adesão à vacinação. Esta conclusão está em consonância com os princípios da TSC, que salientam a importância da auto-eficácia na determinação do comportamento.

Além disso, o estudo de Babalola, Maternal and Child Health Advocacy International e PATH (2015) na Nigéria destacou o papel da aprendizagem observacional e da influência social na formação do comportamento de imunização. Os pais que observaram os seus pares ou líderes comunitários a apoiar e a participar na vacinação tinham mais probabilidades de considerar a vacinação como socialmente desejável e, consequentemente, mais probabilidades de vacinar os seus filhos.

As intervenções informadas pela Teoria Social Cognitiva para promover a adesão à vacinação na Área do Governo Local de Ushongo podem centrar-se no reforço da auto-eficácia dos pais, fornecendo informações e recursos para facilitar o acesso aos serviços de vacinação, bem como no aproveitamento das redes sociais e dos líderes comunitários para servirem de modelos positivos e defensores da vacinação.

2.2.2 Quadro concetual

Esta secção do trabalho analisa os seguintes conceitos: imunização, imunização na ZD de Ushongo, Estado de Benue, factores de saúde que influenciam o PAV na ZD de Ushongo, Estado de Benue, conhecimento do PAV na ZD de Ushongu e disponibilidade dos serviços do PAV na ZD de Ushongu, Estado de Benue. Outros conceitos incluem o grau de acessibilidade dos serviços de PAI na ZD de Ushongu, no Estado de Benue, os factores de saúde que influenciam o PAI na ZD de Ushongo, no Estado de Benue, os desafios que afectam a implementação bem sucedida dos serviços de PAI na ZD de Ushongu e o caminho a seguir para os desafios que afectam a implementação bem sucedida dos serviços de PAI na ZD de Ushongu.

2.2.2.1 Imunização

A imunização, uma pedra angular da saúde pública, envolve a indução deliberada de imunidade contra doenças infecciosas. É uma estratégia altamente eficaz para prevenir a morbilidade, a mortalidade e a propagação de doenças transmissíveis. A imunização funciona estimulando o sistema imunitário a produzir uma resposta imunitária contra agentes patogénicos específicos. As vacinas, o principal instrumento de imunização, contêm formas enfraquecidas ou mortas de agentes patogénicos, as suas toxinas ou antigénios específicos. Após a administração, as vacinas imitam a infeção natural, desencadeando o sistema imunitário para produzir anticorpos, células de memória e outras respostas imunitárias sem causar a própria doença (Plotkin et al., 2021). A imunização é classificada nos seguintes tipos.

i. *Imunização ativa:* Trata-se da administração de vacinas para induzir uma resposta imunitária. Pode ser conseguida através de vacinas vivas atenuadas (por exemplo, sarampo, papeira, rubéola), vacinas inactivadas (por exemplo, poliomielite, hepatite A), vacinas de subunidades (por exemplo, hepatite B), vacinas de toxóides (por exemplo, tétano, difteria) e vacinas conjugadas (por exemplo, pneumocócica, meningocócica).

ii. *Imunização passiva:* Envolve a transferência de anticorpos pré-formados para conferir proteção imediata. Isto pode ser conseguido através da administração de imunoglobulinas ou anticorpos monoclonais (Bachmann & Jennings, 2021).

A imunização reduziu significativamente o peso das doenças infecciosas a nível mundial. Conduziu à erradicação da varíola, à quase eliminação de doenças como a poliomielite e a reduções substanciais na morbilidade e mortalidade por sarampo, tétano, tosse convulsa e outras doenças evitáveis por vacinação (Andre et al., 2020). A imunização também desempenha um papel crucial na proteção das populações vulneráveis, como os bebés, os idosos e as pessoas com sistemas imunitários comprometidos.

Apesar dos seus êxitos, a imunização enfrenta vários desafios. Estes desafios incluem a hesitação em vacinar, a desinformação, o acesso inadequado às vacinas, os problemas da cadeia de abastecimento, a escassez de vacinas e o aparecimento de estirpes resistentes às vacinas (Larson et al., 2021). Para fazer face a estes desafios, é necessária uma abordagem multifacetada que envolva a educação, a melhoria dos sistemas de distribuição de vacinas, o reforço das infra-estruturas de cuidados de saúde e uma maior vigilância e monitorização.

Os avanços nos domínios da imunologia, da vacinologia e da biotecnologia oferecem perspectivas promissoras para o futuro da imunização. Estes incluem o desenvolvimento de novas plataformas de vacinas (por exemplo, vacinas de ARNm), sistemas de administração direccionados, adjuvantes para melhorar as respostas imunitárias e a utilização de ferramentas computacionais e de inteligência artificial para a conceção de vacinas (Pardi et al., 2018). Além disso, os esforços para melhorar a equidade e o acesso às vacinas, combater a desinformação sobre as vacinas e reforçar as infra-estruturas mundiais de imunização são essenciais para maximizar os benefícios da imunização nos próximos anos.

2.2.2.2 Imunização na área do governo local de Ushongo

Estudos como os de Fatiregun e Adebowale (2012) e Antai (2010) examinaram a cobertura e os obstáculos à vacinação na Nigéria. Destacam factores como o estatuto socioeconómico, o nível de educação, a distância até às unidades de saúde e a sensibilização como determinantes da adesão à imunização.

As intervenções baseadas na comunidade têm sido eficazes na melhoria das taxas de imunização em contextos semelhantes. Um estudo efectuado por Ophori et al. (2014) na

Nigéria sublinhou o papel dos trabalhadores comunitários de saúde na promoção da imunização e na resolução de barreiras ao nível das bases.

A hesitação e a desinformação sobre as vacinas são desafios globais que afectam a adesão à imunização. Larson et al. (2018) discutem o impacto da desinformação sobre as vacinas nos programas de imunização e as estratégias para o resolver, o que pode ser relevante para a zona geográfica de Ushongo.

O reforço dos sistemas de saúde é crucial para a prestação efectiva de serviços de vacinação. A investigação realizada por Wiysonge et al. (2014) em países de baixo e médio rendimento sublinha a importância dos factores do sistema de saúde, como o financiamento, as infra-estruturas e a força de trabalho, para melhorar a cobertura da vacinação.

As intervenções de saúde móvel têm-se mostrado promissoras na melhoria da cobertura e do rastreio da imunização em contextos de recursos limitados. Um estudo realizado por Gibson et al. (2017) explora a utilização da saúde móvel para programas de imunização em África, o que pode oferecer ideias aplicáveis à LGA de Ushongo.

2.2.2.3 Factores de saúde que influenciam o PAI em Ushongo LGA, Estado de Benue
Dada a especificidade do seu pedido, a literatura que aborda diretamente os factores de saúde que influenciam o PAV em Ushongo LGA, Estado de Benue, pode ser limitada. Estudos como os de Ophori et al. (2014) e Wiysonge et al. (2014) examinaram a influência dos factores do sistema de saúde na cobertura da imunização na Nigéria. Estes factores incluem as infra-estruturas de saúde, a disponibilidade de vacinas, os recursos humanos e o financiamento dos cuidados de saúde, que podem ter impacto na prestação de serviços de imunização na LGA de Ushongo.

O envolvimento da comunidade desempenha um papel vital no sucesso dos programas de imunização. Os estudos de Fatiregun e Adebowale (2012) e Antai (2010) sublinham a importância do envolvimento da comunidade, da consciencialização e da confiança nos prestadores de cuidados de saúde para melhorar a cobertura da imunização, o que pode ser relevante para o PAV na ZD de Ushongo.

Identificar e abordar as barreiras ao acesso à imunização é fundamental para o sucesso do programa. Os estudos de Babalola et al. (2014) e Wiysonge et al. (2016) discutem factores como a distância até às unidades de saúde, a falta de stock de vacinas e factores socioeconómicos que podem dificultar a adesão à imunização, fornecendo informações aplicáveis à LGA de Ushongo.

As tecnologias móveis de saúde surgiram como ferramentas eficazes para melhorar a cobertura e o rastreio da imunização. A investigação de Gibson et al. (2017) e Wakadha et al. (2013) explora a utilização de intervenções de saúde móvel para programas de imunização em contextos de poucos recursos, o que pode oferecer soluções para melhorar o PAV na LGA de Ushongo.

2.2.2.4 Conhecimento do IMR em Ushongu LGA

A análise da literatura que aborda especificamente a sensibilização para o PAV em Ushongo LGA, Estado de Benue, Nigéria, pode produzir resultados limitados. Os estudos de Fatiregun e Adebowale (2012) e Antai (2010) exploraram a sensibilização da comunidade e a perceção da imunização na Nigéria. Estes estudos sublinham a importância da educação, do envolvimento e da confiança da comunidade nos prestadores de cuidados de saúde para aumentar a consciencialização e a aceitação dos programas de vacinação, o que pode ser relevante para a ZD de Ushongo.

a. *Intervenções de educação para a saúde:* As intervenções de educação para a saúde têm sido eficazes para melhorar a sensibilização e os conhecimentos sobre imunização entre as comunidades. A investigação realizada por Babalola et al. (2014) e Ophori et al. (2014) na Nigéria discute o impacto de campanhas de educação para a saúde direccionadas para a adesão à imunização, fornecendo ideias aplicáveis à LGA de Ushongo.

b. *Papel dos líderes tradicionais e religiosos:* Os líderes tradicionais e religiosos desempenham um papel significativo na formação das percepções e comportamentos da comunidade relacionados com a saúde, incluindo a imunização. Estudos realizados por Odusanya et al. (2010) e Iboh et al. (2017) na Nigéria examinam a influência dos líderes tradicionais e religiosos na consciencialização e aceitação da imunização, o que pode ser relevante para a LGA de Ushongo.

c. *Estratégias de comunicação e meios de comunicação:* Os meios de comunicação e as estratégias de comunicação são essenciais para divulgar informações e aumentar a consciencialização sobre os programas de imunização. A investigação realizada por Babalola et al. (2017) e Uddin et al. (2019) discute a eficácia de vários canais de comunicação e abordagens de comunicação na promoção da sensibilização para a imunização, oferecendo perspetivas aplicáveis à LGA de Ushongo.

2.2.2.5 Disponibilidade de serviços de PAI em Ushongu LGA do Estado de Benue

A disponibilidade do IMR é influenciada pelos seguintes factores.

i. *Infra-estruturas e acesso às unidades de saúde:* Estudos como os de Babalola et al. (2014) e Ophori et al. (2014) examinaram o papel das infra-estruturas e da acessibilidade das unidades de saúde na prestação de serviços de imunização na Nigéria. Estes estudos destacam a importância de instalações de saúde bem equipadas, fornecimento adequado de vacinas e proximidade das comunidades para garantir a disponibilidade de serviços de PAV, o que pode ser relevante para a LGA de Ushongo.

ii.   *Recursos humanos para a saúde:* Os recursos humanos para a saúde, incluindo os profissionais de saúde com formação, desempenham um papel crucial na prestação de serviços de vacinação. A investigação efectuada por Okeibunor et al. (2014) e Wiysonge et al. (2014) na Nigéria discute os desafios relacionados com a disponibilidade, formação e retenção de profissionais de saúde, que podem ter impacto na disponibilidade de serviços de PAV em áreas mal servidas como Ushongo LGA.

iii. *Programas de Agentes Comunitários de Saúde:* Os programas de agentes comunitários de saúde (ACS) têm sido fundamentais para alargar os serviços de imunização a comunidades remotas e mal servidas. Os estudos de Alonge et al. (2019) e Brown et al. (2017) exploram a eficácia dos programas de imunização liderados por ACS na melhoria da cobertura e do acesso à vacina, oferecendo informações aplicáveis à LGA de Ushongo.

iv.   *Iniciativas de reforço do sistema de saúde:* As iniciativas de reforço do sistema de saúde são essenciais para aumentar a disponibilidade e a qualidade dos serviços de vacinação. A investigação de Wiysonge et al. (2017) e Liu et al. (2015) discute várias estratégias, incluindo financiamento da saúde, gestão da cadeia de abastecimento e intervenções de melhoria da qualidade, com o objetivo de reforçar os programas de imunização em contextos de recursos limitados.

2.2.2.6 Grau de acessibilidade dos serviços de PAI em Ushongu LGA do Estado de Benue

O grau de acessibilidade dos serviços do PAI em Ushongo LGA do Estado de Benue, na Nigéria, aborda o seguinte

i. *Acessibilidade geográfica:* Estudos como os de Babalola et al. (2014) e Wiysonge et al. (2014) examinaram a acessibilidade geográfica aos serviços de imunização na Nigéria. Estes estudos destacam a importância da proximidade das instalações de saúde, das infra-estruturas de transporte e do tempo de deslocação como factores determinantes da acessibilidade, o que pode ser relevante para a LGA de Ushongo.

ii. *Distribuição e cobertura dos estabelecimentos de saúde:* A investigação de Ophori et al. (2014) e Wiysonge et al. (2014) discute a distribuição e a cobertura das unidades de saúde que oferecem serviços de imunização na Nigéria. Estes estudos avaliam a adequação da distribuição das unidades de saúde em relação à densidade populacional e ao terreno geográfico, fornecendo informações sobre a acessibilidade dos serviços de PAV na ZD de Ushongo.

iii. *Barreiras ao acesso:* Identificar e abordar as barreiras ao acesso é essencial para melhorar a cobertura da imunização. Os estudos de Babalola et al. (2014) e Wiysonge et al. (2014) exploram factores como os custos de transporte, a distância até às unidades de saúde e a falta de sensibilização como barreiras ao acesso aos serviços de imunização, que podem ser relevantes para a LGA de Ushongo.

iv. *Programas de agentes comunitários de saúde:* Os programas de agentes comunitários de saúde (ACS) têm sido fundamentais para melhorar o acesso aos serviços de imunização em áreas mal servidas. A investigação de Alonge et al. (2019) e Brown et al. (2017) avalia a eficácia dos programas de imunização liderados por ACS na redução das barreiras ao acesso e no aumento da cobertura vacinal, oferecendo conhecimentos aplicáveis à LGA de Ushongo.

2.2.2.7 Os desafios que afectam a implementação bem-sucedida dos serviços do PAI na ZD de Ushongu,

Os desafios que afectam a implementação bem sucedida dos serviços do PAI em Ushongo LGA do Estado de Benue, Nigéria, podem incluir o seguinte

i. *Deficiências do sistema de saúde:* As fragilidades do sistema de saúde podem impedir a implementação bem-sucedida dos serviços do PAI. Os estudos de Babalola et al. (2014) e Wiysonge et al. (2014) na Nigéria discutem desafios como infra-estruturas inadequadas, escassez de recursos humanos e fraca gestão da cadeia de abastecimento, que podem afetar o PAI na ZD de Ushongo.

ii. *Acesso às vacinas e gestão da cadeia de abastecimento:* O acesso às vacinas e a gestão eficaz da cadeia de abastecimento são fundamentais para o sucesso do PAV. A investigação realizada por Ophori et al. (2014) e Wiysonge et al. (2014) destaca os desafios relacionados com a falta de stock de vacinas, a manutenção da cadeia de frio e a logística, que podem afetar a implementação do PAV na LGA de Ushongo.

iii. *Envolvimento da comunidade e hesitação vacinal:* O envolvimento da comunidade e a hesitação em vacinar podem representar desafios à adoção do PAV. Os estudos realizados por Antai (2010) e Fatiregun e Adebowale (2012) na Nigéria exploram factores como crenças culturais, desinformação e desconfiança nos prestadores de cuidados de saúde, que podem ter impacto na cobertura da imunização na zona geográfica de Ushongo.

iv. *Formação e reforço das capacidades dos trabalhadores do sector da saúde*: A formação adequada e o reforço das capacidades dos profissionais de saúde são essenciais para a prestação do PAV. Os estudos de Okeibunor et al. (2014) e Wiysonge et al. (2017) discutem os desafios relacionados com a formação, supervisão e motivação dos profissionais de saúde, que podem afetar os serviços de PAV na ZD de Ushongo.

2.2.2.8 O caminho a seguir para superar os desafios que afectam a implementação bem-sucedida dos serviços do PAI na ZD de Ushongu

A implementação bem-sucedida dos serviços do PAV na LGA enfrenta numerosos desafios, que devem ser abordados para melhorar a cobertura vacinal e os resultados de saúde pública.

i. *Reforço das infra-estruturas de saúde:* A existência de infra-estruturas de saúde adequadas é essencial para prestar serviços de PAV de forma eficaz. Isto inclui assegurar a disponibilidade de equipamento de cadeia de frio, transporte fiável para a distribuição de vacinas e instalações de cuidados de saúde bem equipadas.

ii. *Envolvimento e consciencialização da comunidade*: O envolvimento com as comunidades e a consciencialização sobre a importância da imunização podem ajudar a resolver a hesitação em vacinar e melhorar a aceitação dos serviços de vacinação. As intervenções baseadas na comunidade, como as campanhas de educação para a saúde e os programas de sensibilização, podem aumentar a aceitação da vacina.

iii. *Formação e reforço das capacidades dos trabalhadores do sector da saúde:* A formação e o desenvolvimento de capacidades dos profissionais de saúde são cruciais para a prestação de serviços de imunização de alta qualidade. Investir na educação contínua e no desenvolvimento de competências dos profissionais de saúde da linha da frente pode melhorar a administração, a monitorização e a vigilância das vacinas.

iv. *Gestão de dados e vigilância:* Sistemas eficazes de gestão e vigilância de dados são essenciais para monitorizar a cobertura da imunização, identificar lacunas e rastrear doenças evitáveis por vacinação. A implementação de registos electrónicos de imunização e o reforço dos mecanismos de notificação podem melhorar a exatidão e a atualidade dos dados.

v. *Abordar as barreiras socioeconómicas:* Os factores socioeconómicos como a pobreza, o acesso limitado aos serviços de saúde e as crenças culturais podem impedir a adesão à imunização. A resolução destas barreiras requer abordagens multisectoriais, incluindo programas de redução da pobreza, melhoria do acesso aos cuidados de saúde e estratégias de comunicação culturalmente sensíveis.

vi. *Apoio político e financiamento:* O compromisso do governo, o apoio político e o financiamento adequado são fundamentais para sustentar os programas de vacinação. Os decisores políticos devem dar prioridade à imunização como uma prioridade de saúde pública e afetar recursos suficientes para garantir a disponibilidade de vacinas e apoiar a implementação do programa (Abubakar et al., 2019).

2.2.3 Estudos empíricos

Onyiriuka e Ofoegbu (2019) realizaram um estudo intitulado "Determinantes da adesão à vacinação infantil entre mães de crianças com menos de cinco anos na cidade de Benin, Estado de Edo, Nigéria". O estudo aplica o Modelo de Crenças na Saúde para examinar os factores que influenciam a adesão à vacinação infantil entre as mães. A estrutura do HBM orienta a exploração das percepções das mães sobre as doenças evitáveis por vacinação, os benefícios da imunização e as barreiras à vacinação. O estudo aplica-se a um estudo transversal na cidade de Benin, Estado de Edo, Nigéria, utilizando questionários estruturados para recolher dados de mães de crianças com menos de cinco anos. O questionário avaliou os conhecimentos, as atitudes e as práticas das mães relacionadas com a vacinação infantil. O estudo concluiu que as percepções das mães sobre a suscetibilidade dos seus filhos a doenças evitáveis por vacinação influenciaram positivamente as suas intenções de vacinação. Além disso, factores como a educação materna e o acesso a serviços de saúde foram associados à adesão à imunização. O reforço dos conhecimentos maternos e a abordagem das barreiras socioeconómicas poderiam melhorar a adesão à imunização infantil na Nigéria, incluindo a Área do Governo Local de Ushongo. Os prestadores de cuidados de saúde devem dar prioridade a iniciativas de educação para a saúde dirigidas às mães, e os decisores políticos devem investir na melhoria do acesso aos serviços de vacinação em comunidades carenciadas.

Babalola, Maternal and Child Health Advocacy International e PATH (2015) realizaram um estudo intitulado "Factors influencing immunisation uptake in Nigeria: Uma síntese de investigação baseada na teoria". Esta síntese de investigação emprega uma abordagem baseada na teoria para analisar os factores que influenciam a adesão à imunização na Nigéria. Incorpora ideias de teorias comportamentais, como o Modelo de Crenças na Saúde e a Teoria Social Cognitiva, para compreender os factores que determinam o comportamento de vacinação. O estudo sintetiza os resultados de estudos e relatórios de investigação existentes sobre a adesão à vacinação na Nigéria. Utiliza uma metodologia de revisão sistemática para identificar e analisar os factores que influenciam o comportamento de vacinação. A síntese identificou múltiplos factores que influenciam a adesão à imunização, incluindo a hesitação em vacinar, as barreiras de acesso e as normas sociais. Destacou a importância de abordar estes factores através de intervenções baseadas na teoria. As intervenções informadas pelas teorias comportamentais poderiam abordar eficazmente as barreiras à adesão à imunização na Nigéria, contribuindo para uma melhor cobertura da vacinação. Os responsáveis pela elaboração de políticas e os profissionais devem conceber e implementar intervenções que potenciem as teorias comportamentais para abordar a hesitação em vacinar, melhorar o acesso aos serviços de imunização e promover normas sociais positivas relativamente à vacinação.

Alhassan, Der e Inusah (2018) realizaram um estudo sobre "Factores que contribuem para a baixa cobertura de imunização entre crianças com menos de cinco anos no distrito de Gushegu, região norte do Gana". Este estudo investiga os factores que contribuem para a baixa cobertura de imunização no Gana, baseando-se em teorias comportamentais como o Modelo de Crenças na Saúde e a Teoria Social Cognitiva. Estas teorias orientam a exploração de factores individuais e contextuais que influenciam o comportamento de vacinação. O estudo transversal utiliza questionários estruturados para recolher dados dos prestadores de cuidados de crianças com menos de cinco anos de idade. O questionário avaliou factores como os conhecimentos, atitudes e práticas dos prestadores de cuidados relacionados com a imunização infantil. O estudo identificou barreiras à cobertura da imunização, incluindo o acesso geográfico, as infra-estruturas de cuidados de saúde e os conhecimentos e atitudes dos prestadores de cuidados relativamente à vacinação. Estes resultados sublinham a necessidade de abordar as barreiras estruturais e socioculturais para melhorar a cobertura da vacinação. A abordagem das barreiras à adesão à vacinação requer intervenções multifacetadas que visem factores individuais e contextuais. Estas intervenções devem basear-se em teorias comportamentais para promover eficazmente o comportamento de vacinação. Os responsáveis pelas políticas de saúde devem dar prioridade aos investimentos na melhoria das infra-estruturas de cuidados de saúde e na resolução dos obstáculos socioculturais à adesão à vacinação. Para além disso, as intervenções baseadas na comunidade que utilizam teorias comportamentais podem aumentar a cobertura da vacinação em áreas mal servidas.

Okafor e Chima (2020) realizaram um estudo sobre "Barreiras à imunização infantil entre mães de menores de cinco anos numa comunidade periurbana em Enugu, no sudeste da Nigéria". Este estudo examina os obstáculos à adoção da vacinação infantil entre as mães na Nigéria, baseando-se em teorias comportamentais como o Modelo de Crenças na Saúde e a Teoria Social Cognitiva. Estas teorias orientam a exploração dos factores individuais e sociais que influenciam o comportamento de vacinação. Tratou-se de um estudo transversal numa comunidade periurbana de Enugu, no sudeste da

Nigéria, que utilizou questionários estruturados para recolher dados de mães de crianças com menos de cinco anos. O questionário avaliou factores como a hesitação em vacinar, o acesso aos cuidados de saúde e os conhecimentos e atitudes das mães em relação à imunização. O estudo identificou barreiras à imunização infantil, incluindo a hesitação em vacinar, a falta de conhecimento sobre os calendários de vacinação e as dificuldades de acesso aos serviços de saúde. Estes resultados sublinham a necessidade de intervenções específicas para abordar as barreiras socioeconómicas e culturais à vacinação. Para melhorar a cobertura da imunização infantil, é necessário abordar as barreiras multidimensionais, incluindo a hesitação em vacinar, o acesso aos serviços de saúde e as lacunas nos conhecimentos maternos. As intervenções baseadas em teorias comportamentais poderiam abordar eficazmente estas barreiras e promover o comportamento de vacinação. Os prestadores de cuidados de saúde devem dar prioridade a iniciativas de educação para a saúde dirigidas às mães e às comunidades, abordando as ideias erradas sobre a vacinação e promovendo os benefícios da imunização. Além disso, os decisores políticos devem investir na melhoria das infra-estruturas de cuidados de saúde e no acesso aos serviços de vacinação nas comunidades periurbanas e rurais.

Apesar da investigação existente, existe uma lacuna notória nos estudos realizados em comunidades rurais, como a Ushongu LGA do Estado de Benue, no que diz respeito aos factores que influenciam o IPE. Este estudo visa colmatar esta lacuna através de uma análise exaustiva destes factores.

2.3 Resumo

Este capítulo inicia-se com uma exploração e análise exaustivas de elementos-chave essenciais para compreender o contexto do estudo. Inclui uma análise aprofundada dos seguintes domínios críticos: quadro teórico, quadro concetual, estudos empíricos e um resumo. Esta análise exaustiva foi concebida para ancorar a investigação numa base teórica sólida e num meio empírico bem estabelecido.

Este estudo aprofunda os fundamentos teóricos que moldam o seu percurso de investigação. Examina modelos teóricos estabelecidos, enquadramentos e paradigmas pertinentes aos Factores de Saúde que Influenciam o PAI em Ushongo LGA, Estado de Benue. É concebido um quadro concetual que reflecte os contornos únicos do panorama da investigação. É efectuada uma crítica incisiva de estudos empíricos que investigam temas análogos ou interligados em ambientes semelhantes. O resumo destila as percepções dos exames teóricos, conceptuais e empíricos, tecendo-os numa narrativa integrada.

A investigação aprofunda os fundamentos teóricos que orientam o estudo, examinando os modelos teóricos, os quadros e os paradigmas prevalecentes pertinentes para a intersecção dos factores de saúde que influenciam o PAI em Ushongo LGA, Estado de Benue. O Modelo de Crenças sobre a Saúde (Health Belief Model - HBM) oferece uma visão sobre os comportamentos individuais, explorando as crenças pessoais relativamente às condições de saúde, os benefícios percebidos da ação e as barreiras à realização dessa ação. Do mesmo modo, a Teoria Social Cognitiva (TSC) oferece perspectivas valiosas sobre a dinâmica da aprendizagem e a influência social, abrangendo a aprendizagem observacional, a auto-eficácia e os factores situacionais. Ao sintetizar e criticar estas teorias, a investigação procura estabelecer um quadro concetual abrangente para a compreensão da intrincada interação de factores que influenciam o IAP na ZD de Ushongo, no Estado de Benue.

CAPÍTULO TRÊS

METODOLOGIA DE INVESTIGAÇÃO

3.1 Introdução

Este capítulo elucida as complexidades do desenho da investigação, focando a área de estudo escolhida, a população-alvo, as metodologias de seleção da amostra e as técnicas utilizadas. Aprofunda os instrumentos utilizados para a recolha de dados, assegurando a sua validação e fiabilidade. Além disso, descreve a metodologia adoptada para a recolha de dados e a abordagem analítica utilizada para a análise dos mesmos.

3.2 Conceção da investigação

Dada a natureza do estudo, uma abordagem de investigação quantitativa é adequada para avaliar os factores que influenciam o IMR em Ushongo LGA do Estado de Benue. Isto implicou a recolha de dados numéricos para analisar os factores que influenciam o IMR em Ushongo LGA do Estado de Benue. Uma abordagem de investigação quantitativa envolve a recolha e análise de dados numéricos para responder a questões de investigação ou testar hipóteses. Esta abordagem baseia-se em métodos estatísticos para analisar os dados e tirar conclusões (Creswell & Creswell, 2017).

A escolha da conceção depende da questão de investigação e do nível de controlo que o investigador tem sobre as variáveis. São utilizadas várias metodologias na investigação quantitativa, incluindo inquéritos, experiências e estudos de observação. Os inquéritos permitem aos investigadores recolher dados sobre os Factores que Influenciam o PAI em Ushongo LGA do Estado de Benue, e dados demográficos em grande escala (Hair et al. 2021).

3.3 Área de estudo

Ushongo, uma LGA situada dentro dos limites do Estado de Benue, na Nigéria, ostenta uma rica tapeçaria de cultura, comunidade e beleza natural. Com o seu centro administrativo localizado na cidade de Lessel, Ushongo funciona como um centro central de governação e assuntos cívicos na região.

Cobrindo uma área extensa de 1.228 quilómetros quadrados (474 milhas quadradas), Ushongo é uma entidade geográfica importante no Estado de Benue. Aquando do recenseamento de 2006, a sua população ascendia a uns formidáveis 188 341 indivíduos, o que reflecte a vitalidade e a diversidade dos seus habitantes (Tiv Cultural and Social Development Association, [TCSDA]. 2023).

Uma caraterística notável de Ushongo é o seu código postal, 982, que serve como um identificador crucial para os serviços postais e a comunicação dentro da área. Este código facilita o fluxo regular de correio e encomendas, ligando os residentes de Ushongo ao resto do mundo.

A criação da LGA de Ushongo remonta a maio de 1989, durante o mandato da administração Babangida. Baptizada com o nome das imponentes colinas de Ushongo, que se erguem sobre a paisagem a partir do seu poleiro no distrito de Mbayegh, esta área governamental local personifica o espírito de resiliência e progresso.

Ushongo não é apenas uma entidade geográfica, mas uma comunidade dinâmica onde a tradição se entrelaça com a modernidade. Dos mercados movimentados às terras agrícolas serenas, dos festivais culturais à vida quotidiana, Ushongo pulsa com a energia do seu povo, forjando um legado que perdura com o passar do tempo.

3.4 População do estudo

A população do estudo é constituída pelos residentes de Ushongo Ushongo LGA do Estado de Benue. Trata-se de indivíduos que vivem dentro dos limites de Ushongo e que são diretamente afectados pelo PAV. Na altura do censo de 2006, a sua população era de uns formidáveis 188.341 indivíduos, o que reflecte a vitalidade e a diversidade dos seus habitantes. Uma vez que a imunização envolve frequentemente crianças, os pais e encarregados de educação desempenham um papel crucial na tomada de decisões relativas à vacinação. Seria importante compreender as suas perspectivas, atitudes e comportamentos relativamente à imunização.

A área da administração local de Ushongo tem 11 distritos. De acordo com EDWEB (2024), as alas incluem: 1. Atirkyese, 2. Ikov 3. Lessel 4. Mbaaka 5. Mbaanyam 6. Mbaawe 7. Mbagba 8. Mbagwaza 9. Mbakuha 10. Mbayegh 11. Utange. Para garantir a representação da amostra, cada bairro é selecionado para a investigação.

3.5 Amostragem e técnicas de amostragem

Uma vez que a imunização envolve frequentemente crianças, os pais e os encarregados de educação desempenham um papel crucial na tomada de decisões relativamente à vacinação, pelo que a amostra deste estudo é constituída por pais e encarregados de educação em Ushongo LGA do Estado de Benue. Seria importante compreender as suas perspectivas, atitudes e comportamentos relativamente à vacinação.

Utilizando a fórmula Taro Yamene, obtém-se uma dimensão de amostra de 399,1 da população total de 188 341. Um programa eletrónico em linha de cálculo da dimensão da amostra da Classgist recuperou https://www.classgist.com/sample-size-calculator.aspx

Por conseguinte, para que a dimensão da amostra fosse uniformemente divisível entre as 11 circunscrições, o investigador procedeu a uma sobreamostragem, acrescentando 8 inquiridos, o que perfaz um total de 407 seleccionados para análise. Com este desenvolvimento, cada uma das 11 circunscrições tem um total de 37 inquiridos estudados.

3.6 Instrumento de recolha de dados

Podem ser concebidos questionários personalizados para recolher informações demográficas, perspectivas, atitudes e comportamentos em relação aos factores de saúde que afectam a imunização na LGA de Ushongo. Perguntas específicas relacionadas com os factores de saúde que influenciam o PAV na ZD de Ushongo do Estado de Benue.

A utilização de um questionário estruturado é um método comum e eficaz de recolha de dados quantitativos em estudos de investigação. O questionário incluiria itens de resposta fechada e de escala de Likert para recolher informações sobre os vários factores de saúde que influenciam o IPE em Ushongo LGA do Estado de Benue.

3.7 Validação e fiabilidade do instrumento

Para obter dados exactos e significativos, é fundamental garantir a validade e a fiabilidade do instrumento utilizado para avaliar os factores de saúde que influenciam o PAI na ZD de Ushongo, no Estado de Benue. A validade do conteúdo refere-se à medida em que o instrumento cobre adequadamente todos os aspectos relevantes dos factores de saúde que influenciam o PEI na zona rural de Ushongo, no Estado de Benue. Para estabelecer a validade do conteúdo, o questionário é revisto por peritos na área do PEI, imunização e saúde pediátrica

Testar o questionário com uma pequena amostra da população-alvo também pode ajudar a identificar quaisquer itens ambíguos ou irrelevantes. A consistência interna avalia o grau de correlação entre os diferentes itens do questionário, indicando em que medida medem a mesma construção subjacente. O coeficiente alfa de Cronbach é normalmente utilizado para medir a coerência interna, sendo os valores superiores a 0,70 considerados aceitáveis.

3.8 Método de recolha de dados

A investigação quantitativa envolve frequentemente a recolha de dados através de inquéritos estruturados, experiências ou observações. Os inquéritos podem ser administrados pessoalmente, por telefone ou em linha, e podem incluir perguntas fechadas com opções de resposta predefinidas. Esta investigação aplica o método presencial de administração de instrumentos a pais e encarregados de educação nas 11 freguesias da GLA de Ushongu.

3.9 Método de análise de dados

A análise de dados quantitativos envolve a utilização de técnicas estatísticas para analisar dados numéricos. Os métodos habitualmente utilizados incluem a estatística descritiva. A análise estatística deve incluir estatísticas descritivas para resumir as características da população em estudo e a prevalência da malnutrição. Análise descritiva: As estatísticas descritivas são utilizadas para resumir as principais características dos dados. Isto pode incluir o cálculo de medidas como a média, a mediana, a moda, o desvio padrão e as distribuições de frequência para as variáveis de interesse. A análise descritiva ajuda a compreender as características básicas do conjunto de dados e a identificar quaisquer padrões ou tendências.

CAPÍTULO QUATRO

APRESENTAÇÃO DOS RESULTADOS E DEBATE

4.1 Introdução

Este capítulo apresenta os dados e discute as conclusões obtidas a partir de um inquérito realizado sobre os factores que influenciam o Programa Alargado de Imunização em Ushongo LGA do Estado de Benue. Das 407 cópias do questionário administradas aos pais e encarregados de educação identificados através desta abordagem de inquérito, um total de 394 reflecte uma taxa de resposta louvável de 96. 8 por cento de taxa de resposta. As 397 cópias preenchidas do questionário devolvido constituíram a base da análise. Embora tenha havido dificuldades em recuperar os restantes 13 exemplares, que representam 3,2% das cópias do questionário, a análise baseia-se no conjunto abrangente de dados recolhidos a partir dos inquéritos devolvidos.

4.2 Apresentação da análise de dados

Os dados são apresentados e analisados com base nas respostas recolhidas durante a investigação sobre os Factores que Influenciam o Programa Alargado de Imunização na Área Governamental Local de Ushongo do Estado de Benue. Começa com uma visão geral do perfil demográfico dos inquiridos, passando depois a um exame exaustivo das respostas recolhidas dos pais e encarregados de educação na Área Governamental Local de Ushongu. A apresentação e a análise dos dados baseiam-se nas seguintes questões de investigação:

1. Qual é o nível de conhecimento do Programa Alargado de Imunização (PAI) entre os prestadores de cuidados e os membros da comunidade em Ushongu LGA?

2. Qual é a disponibilidade dos serviços do PAI em Ushongu LGA do Estado de Benue?

3. Em que medida os serviços do PAI são acessíveis em Ushongu LGA do Estado de Benue?

4. Quais são os factores de saúde que influenciam a eficácia do IMR em Ushongo LGA do Estado de Benue?

5. Quais são os principais desafios que afectam a implementação bem-sucedida dos serviços do PAI na ZD de Ushongu?

Parte A: Características demográficas dos inquiridos

Quadro 4.1.1

Demografia dos inquiridos

Características demográficas	Resposta	Frequência	%
Género	Masculino	127	32.2
	Feminino	267	67.7
	Outros	0	0
	Total	394	100
Estado civil	Individual	98	25
	Casado	276	70
	Divorciado	20	5
	Total	394	100
Distribuição etária	<18	0	0
	18-24	30	7.6
	25-34	88	22.3
	35-44	106	26.9
	45-54	88	22.3
	55-64	48	12.2
	>65	34	8.6
	Total	394	100
Ocupação	Estudante	78	19.8
	Agricultura	92	23.4
	Comércio	98	24.9
	Ensino	50	12.7
	Enfermagem	36	9.1
	Outros	40	10.2
	Total	394	100
Nível de ensino	Ensino secundário ou inferior	120	30.5
	Faculdade ou Voc	132	33.5
	Licenciatura	98	24.9
	Pós-graduação	44	11.2
	Total	**394**	**100**

Fonte: *Inquérito de campo, 2024*

A Tabela 4.1.1 acima contém os dados demográficos dos inquiridos sobre a compreensão dos factores de saúde que influenciam o PAI em Ushongo LGA do Estado de Benue.

As mulheres constituem a maioria dos inquiridos, com 267 (67,7%), enquanto os homens representam 127 (32,2%). É de notar que não há inquiridos que se identifiquem como "Outros", o que indica um género binário na população do inquérito.

Os dados revelam que 276 (70%) dos inquiridos são casados, 98 (25%) são solteiros e 20 (5%) são divorciados. Isto sugere que é provável que a maioria da população inquirida esteja a tomar decisões relacionadas com a saúde num contexto familiar.

Os grupos etários estão distribuídos por 30 (7,6%) inquiridos com idades entre os 18 e os 24 anos, 88 (22,3%) com idades entre os 25 e os 34 anos, 106 (26,9%) com idades entre os 35 e os 44 anos, 88 (22,3%) com idades entre os 45 e os 54 anos, 48 (12,2%) com idades entre os 55 e os 64 anos e 34 (8,6%) com mais de 65 anos. A ausência de inquiridos com menos de 18 anos indica que o inquérito se destina a adultos que são provavelmente responsáveis pela tomada de decisões de imunização para si próprios e para os seus dependentes.

As profissões dos inquiridos são variadas: 78 (19,8%) são estudantes, 92 (23,4%) estão envolvidos na agricultura, 98 (24,9%) no comércio, 50 (12,7%) no ensino, 36 (9,1%) na enfermagem e 40 (10,2%) noutras profissões. Esta diversidade profissional sugere diferentes níveis de acesso e compreensão da informação sobre saúde, o que pode ter impacto na adesão ao PAI.

O nível de escolaridade dos inquiridos inclui 120 (30,5%) com o ensino secundário ou menos, 132 (33,5%) com o ensino superior ou formação profissional, 98 (24,9%) com uma licenciatura e 44 (11,2%) com qualificações de pós-graduação. Esta dispersão indica a necessidade de estratégias de comunicação do PAV que atendam a diferentes níveis de educação.

Parte B: Factores que influenciam o IMR em Ushongo LGA do Estado de Benue

Secção 1: Conhecimento do IMR

Quadro 4.1.2

Sensibilização para o IMR em Ushongu LGA

Resposta	Frequência	Percentagem
Discordo totalmente	0	0
Não concordo	0	0
Neutro	98	24.9
Concordar	196	49.7
Concordo totalmente	100	25.4
Total	**394**	**100**

Fonte: *Inquérito de campo, 2024*

A Tabela 4.1.2 acima apresenta o conhecimento dos inquiridos sobre o IMR na ZD de Ushongu. Houve 0 inquiridos (0%) que discordaram fortemente do conhecimento do IMR, o que indica que não existe uma forte oposição no grupo inquirido. Da mesma forma, 0 inquiridos (0%) discordaram, o que também não revela uma oposição moderada. Um total de 98 inquiridos (24,9%) manteve-se neutro. Isto sugere que quase um quarto da população está indecisa ou não dispõe de informações suficientes para formar uma opinião sobre o IMR. A maioria, 196 inquiridos (49,7%), concordou com o conhecimento do PAI, o que reflecte um reconhecimento geral positivo do programa. Por último, 100 inquiridos (25,4%) concordaram fortemente, demonstrando um nível substancial de forte apoio ao conhecimento do programa.

A pontuação global indica que existe um elevado nível de sensibilização e uma receção positiva do IMR na ZD de Ushongu, com 75,1% dos inquiridos a concordarem ou a concordarem fortemente. A ausência de qualquer discordância sugere que poderá existir um consenso alargado sobre o valor do IMR ou uma falta de oposição vocal no seio da comunidade.

Quadro 4.1.3

A comunidade está bem informada sobre a importância da imunização através do PAV na ZA de Ushongu

Resposta	Frequência	Percentagem
Discordo totalmente	9	2.3
Não concordo	22	5.6
Neutro	61	15.5
De acordo	194	49.2
Concordo totalmente	108	27.4
Total	**394**	**100**

Fonte: *Inquérito de campo, 2024*

A Tabela 4.1.3 apresenta os resultados sobre o nível de informação da comunidade sobre a importância da imunização através do PAV na LGA de Ushongu. Um pequeno número de inquiridos, 9 (2,3%), discorda fortemente da afirmação, indicando uma oposição muito pequena à perceção de que a comunidade está bem informada. Um grupo ligeiramente maior, 22 (5,6%), discorda, sugerindo algum nível de dissidência ou falta de consciencialização sobre a importância da imunização. Neutro: 61 inquiridos (15,5%) são neutros, o que pode implicar um segmento da população que está indeciso ou não está totalmente consciente dos esforços do PAV. A maior proporção de inquiridos, 194 (49,2%), concorda, mostrando que quase metade dos indivíduos inquiridos acredita que a comunidade está bem informada. Finalmente, 108 inquiridos (27,4%) concordam fortemente, demonstrando que uma parte significativa da comunidade está muito confiante na informação fornecida sobre a imunização.

Em resumo, a percentagem combinada dos que concordam ou concordam fortemente é de 76,6%, indicando que uma forte maioria da comunidade se sente bem informada sobre a importância da imunização através do PAV. No entanto, há uma percentagem notável de 23,4% de inquiridos que são neutros, discordam ou discordam fortemente, o que realça uma potencial área de melhoria nos esforços de comunicação e divulgação.

Quadro 4.1.4

Conhecimento suficiente sobre as vacinas específicas oferecidas ao abrigo do PAV na zona geográfica de Ushongu

Resposta	Frequência	Percentagem
Discordo totalmente	10	2.5
Não concordo	24	6.1
Neutro	52	13.2
De acordo	203	51.5
Concordo totalmente	105	26.6
Total	394	100

Fonte: *Inquérito de campo, 2024*

A Tabela 4.1.4 apresenta dados relativos ao conhecimento de vacinas específicas oferecidas ao abrigo do PAV na ZD de Ushongu. Discordo totalmente: 10 inquiridos (2,5%) discordam totalmente da afirmação, o que indica uma pequena mas notável oposição à perceção do conhecimento de vacinas específicas. Discordo: 24 inquiridos (6,1%) discordam, o que sugere um grupo ligeiramente maior que não sente que haja sensibilização suficiente. Neutro: 52 inquiridos (13,2%) são neutros, o que pode implicar um segmento da população que está indeciso ou não está totalmente ciente das vacinas específicas oferecidas. Concordo: A maioria dos 203 inquiridos (51,5%) concorda, o que mostra que mais de metade dos indivíduos inquiridos considera que existe um conhecimento suficiente sobre as vacinas específicas. Concordo totalmente: Além disso, 105 inquiridos (26,6%) concordam fortemente, demonstrando uma forte convicção entre uma parte significativa da comunidade relativamente ao conhecimento das vacinas.

No total, 78,1% dos inquiridos concordam ou concordam fortemente que existe conhecimento suficiente sobre as vacinas específicas oferecidas ao abrigo do PAV, o que indica uma perceção positiva dos esforços de sensibilização para as vacinas. No entanto, 21,9% dos inquiridos são neutros, discordam ou discordam fortemente, o que aponta para uma potencial área em que as estratégias de comunicação do PAV poderiam ser melhoradas para aumentar a sensibilização.

Quadro 4.1.5

Os esforços para aumentar a consciencialização sobre o IMR na ZD de Ushongu são eficazes

Resposta	Frequência	Percentagem
Discordo totalmente	16	4.1
Não concordo	29	7.4
Neutro	56	14.2
De acordo	194	49.2
Concordo totalmente	99	25.1
Total	394	100

Fonte: *Inquérito de campo, 2024*

A Tabela 4.1.5 fornece dados sobre a eficácia dos esforços de sensibilização para o IMR na ZD de Ushongu, e podemos interpretar os dados da seguinte forma Discordo totalmente: 16 inquiridos (4,1%) discordam totalmente da eficácia dos esforços de sensibilização, indicando um pequeno grupo que considera estes esforços inadequados. Discordo: 29 inquiridos (7,4%) discordam, o que sugere um grupo ligeiramente maior que também não considera os esforços suficientemente eficazes. Neutro: 56 inquiridos (14,2%) são neutros, o que pode implicar um segmento da população que está indeciso ou que não foi significativamente influenciado pelos esforços de sensibilização. Concordo: A maior parte dos inquiridos, 194 (49,2%), concorda que os esforços são eficazes, o que mostra que quase metade dos indivíduos inquiridos reconhece o impacto destes esforços. Concordo totalmente: Além disso, 99 inquiridos (25,1%) concordam fortemente, o que demonstra um forte apoio de um quarto da comunidade.

Em resumo, 74,3% dos inquiridos concordam ou concordam fortemente que os esforços de sensibilização para o IMR são eficazes, o que indica uma perceção positiva desses esforços. No entanto, 25,7% dos inquiridos são neutros, discordam ou discordam fortemente, o que aponta para uma área potencial em que as estratégias do IMR poderiam ser melhoradas para aumentar a perceção da eficácia.

Secção 2: Disponibilidade dos serviços do PAI

Quadro 4.1.6

Os serviços do PEI, incluindo as clínicas de vacinação, são facilmente acessíveis em Ushongu LGA

Resposta	Frequência	Percentagem
Discordo totalmente	106	26.9
Não concordo	147	37.3
Neutro	45	11.4
De acordo	73	18.5
Concordo totalmente	23	5.8
Total	394	100

Fonte: *Inquérito de campo, 2024*

A Tabela 4.1.6 fornece dados sobre a acessibilidade dos serviços do PAV, incluindo as clínicas de vacinação, na ZD de Ushongu: Um número significativo de inquiridos, 106 (26,9%), discorda totalmente da afirmação, indicando que uma parte substancial da comunidade considera que os serviços do PAV e as clínicas de vacinação não são facilmente acessíveis. Um grupo ainda maior, 147 (37,3%), discorda, reforçando o sentimento de que a maioria dos indivíduos inquiridos considera estes serviços inacessíveis. Um segmento mais pequeno, 45 inquiridos (11,4%), é neutro, o que pode sugerir incerteza ou falta de experiência com os serviços do PAI. Apenas 73 inquiridos (18,5%) concordam que os serviços são facilmente acessíveis, o que revela um nível relativamente baixo de concordância com a afirmação. Por último, 23 inquiridos (5,8%) concordam fortemente, o que indica que um grupo muito pequeno acredita que a acessibilidade dos serviços é adequada.

Em resumo, a percentagem combinada dos que discordam ou discordam fortemente é de 64,2%, o que constitui uma clara maioria, indicando que os esforços para tornar os serviços de PAV acessíveis não são considerados eficazes pela maioria dos inquiridos. Os 18,5% que concordam e os 5,8% que concordam fortemente representam um ponto de vista minoritário, sugerindo que existem desafios significativos para garantir um acesso fácil aos serviços de PAV na área.

Quadro 4.1.7

Existem centros de vacinação adequados em Ushongu LGA para satisfazer as necessidades da comunidade

Resposta	Frequência	Percentagem
Discordo totalmente	98	24.9
Não concordo	144	36.5
Neutro	48	12.2
Concordo	176	44.7

| Concordo totalmente | 28 | 7.1 |
| Total | 394 | 100 |

A Tabela 4.1.7 apresenta dados sobre a adequação dos centros de vacinação em Ushongu LGA para atender às necessidades da comunidade, podemos interpretar o seguinte: Discordo totalmente: 98 inquiridos (24,9%) discordam totalmente da existência de centros de vacinação adequados, indicando que uma parte significativa da comunidade considera que o número atual é insuficiente. Discordo: 144 inquiridos (36,5%) discordam, sugerindo ainda que uma maioria substancial não considera o número de centros satisfatório. Neutro: 48 inquiridos (12,2%) são neutros, o que pode indicar uma falta de conhecimento sobre os centros ou uma atitude indiferente em relação à atual adequação. Concordo: 176 inquiridos (44,7%) concordam que os centros de vacinação são adequados, mostrando que menos de metade dos indivíduos inquiridos acredita que os centros satisfazem as necessidades da comunidade. Concordo totalmente: Um número menor, 28 inquiridos (7,1%), concorda fortemente, indicando que um grupo muito pequeno está completamente satisfeito com a disponibilidade dos centros de vacinação.

No total, 61,4% dos inquiridos discordam ou discordam fortemente da adequação dos centros de vacinação, o que constitui uma clara maioria. Isto sugere que existem preocupações sobre a suficiência dos centros de vacinação para servir a comunidade de forma eficaz. Por outro lado, 51,8% que concordam ou concordam fortemente representam uma parte significativa da população que está satisfeita com a situação atual.

Quadro 4.1.8

O agendamento dos serviços do IMR é conveniente para os residentes de Ushongu LGA

Resposta	Frequência	Percentagem
Discordo totalmente	27	6.9
Não concordo	44	11.2
Neutro	73	18.5
Concordo	181	45.9
Concordo totalmente	79	20.1
Total	**394**	**100**

Fonte: *Inquérito de campo, 2024*

A Tabela 4.1.8 acima contém as respostas sobre a conveniência dos Serviços Programados do IMR para os residentes da LGA de Ushongu. Discordo totalmente: 27 inquiridos (6,9%) discordam totalmente da afirmação em questão, o que indica um nível notável de forte oposição. Discordo: 44 inquiridos (11,2%) discordam, o que sugere um nível moderado de oposição. Neutro: 73 inquiridos (18,5%) são neutros, o que pode implicar um segmento da população que está indeciso ou indiferente à afirmação. Concordo: 181 inquiridos (45,9%) concordam, mostrando que uma pluralidade dos indivíduos inquiridos é a favor da afirmação. Concordo totalmente: 79 inquiridos (20,1%) concordam totalmente, demonstrando um nível significativo de forte apoio.

Em resumo, a percentagem combinada dos que concordam ou concordam fortemente é de 66%, indicando que a maioria dos inquiridos apoia a afirmação. No entanto, há um total de 36,6% de inquiridos que são neutros, discordam ou discordam fortemente, o que revela uma parte considerável da população que não está de acordo.

Quadro 4.1.9

A disponibilidade de vacinas ao abrigo do PAV é consistente na ZLG de Ushongu

Resposta	Frequência	Percentagem
Discordo totalmente	56	14.2
Não concordo	146	37.1
Neutro	60	15.2
Concordo	112	28.4
Concordo totalmente	20	5.0
Total	394	100

Fonte: *Inquérito de campo, 2024*

A Tabela 4.1.9 acima apresenta resultados sobre a consistência da disponibilidade de vacinas ao abrigo do PAV na ZD de Ushongu. Discordo totalmente: 56 inquiridos (14,2%) discordam totalmente da afirmação, indicando um nível significativo de forte insatisfação com a consistência da disponibilidade de vacinas. Discordo: Um número maior, 146 inquiridos (37,1%), discorda, o que sugere que uma maioria substancial dos indivíduos inquiridos considera a disponibilidade da vacina inconsistente. Neutro: 60 inquiridos (15,2%) são neutros, o que pode indicar um segmento da população que está indeciso ou não formou uma opinião forte sobre o assunto. Concordo: 112 inquiridos (28,4%) concordam que a disponibilidade de vacinas é consistente, o que mostra que menos de um terço dos indivíduos inquiridos tem uma opinião positiva sobre o fornecimento de vacinas. Concordo totalmente: Por último, 20 inquiridos (5,0%) concordam fortemente, indicando que um grupo muito pequeno acredita que as vacinas estão disponíveis de forma consistente.

Em resumo, a percentagem combinada dos que discordam ou discordam fortemente é de 51,3%, o que indica que mais de metade dos inquiridos não estão satisfeitos com a consistência da disponibilidade de vacinas. Por outro lado, 33,4% dos inquiridos que concordam ou concordam fortemente representam um ponto de vista minoritário, o que sugere que existem desafios significativos na manutenção de um fornecimento consistente de vacinas.

Secção 3: Acessibilidade dos serviços do PAI

Quadro 4.1.10

O transporte para os locais de vacinação do PEI está prontamente disponível para os residentes de Ushongu LGA

Resposta	Frequência	Percentagem
Discordo totalmente	48	12.2
Não concordo	174	44.2
Neutro	50	12.7
De acordo	89	22.6
Concordo totalmente	33	8.4
Total	**394**	**100**

Fonte: *Inquérito de campo, 2024*

A Tabela 4.1.10 acima apresenta dados relativos à disponibilidade de transporte para os locais de vacinação do PAV para os residentes de Ushongu LGA: Discordo totalmente: 48 inquiridos (12,2%) discordam totalmente da afirmação, indicando uma preocupação notável com a falta de transporte prontamente disponível: Um número significativo, 174 inquiridos (44,2%), discorda, sugerindo que uma grande parte da comunidade considera difícil o transporte para os locais de vacinação. Neutro: 50 inquiridos (12,7%) são neutros, o que pode sugerir que um segmento da população está indeciso ou não utilizou o transporte para este fim. Concordo: 89 inquiridos (22,6%) concordam que o transporte está facilmente disponível, mostrando que uma minoria dos indivíduos inquiridos considera a situação do transporte satisfatória. Concordo totalmente: Por último, 33 inquiridos (8,4%) concordam fortemente, indicando que um pequeno grupo acredita que o transporte para os locais de vacinação é adequado.

Em resumo, a percentagem combinada dos que discordam ou discordam totalmente é de 56,4%, o que indica que a maioria dos inquiridos tem problemas com o transporte para os locais de vacinação do PAV. Por outro lado, 31% dos inquiridos que concordam ou concordam totalmente representam uma pequena parte da população que está satisfeita com as opções de transporte disponíveis.

Quadro 4.1.11

O custo de acesso aos serviços do PAI, incluindo o transporte, é gerível para os membros da comunidade.

Resposta	Frequência	%
Discordo totalmente	61	15.5
Não concordo	147	37.3
Neutro	43	10.9
De acordo	160	40.6
Concordo totalmente	3	0.8
Total	394	100

Fonte: *Inquérito de campo, 2024*

A Tabela 4.1.11 acima apresenta dados relativos à perceção da comunidade sobre o custo de acesso aos serviços do PAI, incluindo o transporte, na ZD de Ushongu: Discordo totalmente: 61 inquiridos (15,5%) discordam totalmente que o custo é gerível, indicando uma preocupação significativa sobre a acessibilidade dos serviços do PAI. Discordam: Um número substancial, 147 inquiridos (37,3%), discorda, sugerindo que uma grande parte da comunidade considera os custos uma barreira. Neutro: 43 inquiridos (10,9%) são neutros, o que pode sugerir que um segmento da população está indeciso ou não foi significativamente afetado pelo custo. Concordo: 160 inquiridos (40,6%) concordam que os custos são geríveis, mostrando que uma ligeira maioria dos indivíduos inquiridos considera razoável o custo de acesso aos serviços. Concordo totalmente: Por último, 3 inquiridos (0,8%) concordam fortemente, indicando que um grupo muito pequeno acredita que os custos são facilmente geríveis.

Em resumo, a percentagem combinada dos que discordam ou discordam fortemente é de 52,8%, o que indica que mais de metade dos inquiridos tem problemas com o custo de acesso aos serviços do PAI. Por outro lado, 41,4% dos inquiridos que concordam ou concordam totalmente representam uma parte mais pequena da população que está satisfeita com o custo.

Quadro 4.1.12

As barreiras linguísticas não impedem significativamente o acesso aos serviços do PAI na zona litoral de Ushongu

Resposta	Frequência	Percentagem
Discordo totalmente	43	10.9
Não concordo	179	45.4
Neutro	70	17.8
Concordar	85	21.6
Concordo totalmente	17	4.3
Total	**394**	**100**

Fonte: *Inquérito de campo, 2024*

A Tabela 4.1.12 apresenta dados sobre o impacto das barreiras linguísticas no acesso aos serviços do PAI na ZD de Ushongu. Discordo totalmente: 43 inquiridos (10,9%) discordam totalmente que as barreiras linguísticas não impedem o acesso, sugerindo uma preocupação notável de que a língua é de facto uma barreira significativa. Discordam: Um número substancial, 179 inquiridos (45,4%), discorda, reforçando o sentimento de que as barreiras linguísticas são um obstáculo considerável para muitos. Neutro: 70 inquiridos (17,8%) são neutros, o que pode indicar um segmento da população que não se deparou com barreiras linguísticas ou acredita que o impacto é moderado. Concordo: 85 inquiridos (21,6%) concordam que as barreiras linguísticas não impedem significativamente o acesso, o que mostra que uma minoria dos indivíduos inquiridos considera que a língua não é um problema importante. Concordo totalmente: Por último, 17 inquiridos (4,3%) concordam fortemente, indicando que um pequeno grupo acredita que as barreiras linguísticas não são um impedimento significativo para aceder aos serviços do PAI.

Em resumo, a percentagem combinada dos que discordam ou discordam totalmente é de 56,3%, o que indica que a maioria dos inquiridos considera as barreiras linguísticas como um problema significativo no acesso aos serviços do PAI. Por outro lado, 25,9% dos inquiridos que concordam ou concordam totalmente representam uma pequena parte da população que não vê a língua como uma barreira importante.

Secção 4: Factores de saúde que influenciam o PAI

Quadro 4.1.13

A infraestrutura geral de saúde na LGA de Ushongu apoia a prestação eficaz de serviços de PAV

Resposta	Frequência	Percentagem
Discordo totalmente	16	4.1
Não concordo	27	6.9
Neutro	56	14.2
Concordo	200	50.8
Concordo totalmente	97	24.6
Total	**394**	**100**

Fonte: *Inquérito de campo, 2024*

A Tabela 4.1.13 contém dados relativos à perceção da comunidade sobre a infraestrutura geral de saúde na ZD de Ushongu e o seu apoio à prestação efectiva de serviços de PEI:

Discordo totalmente: 16 inquiridos (4,1%) discordam totalmente da afirmação, indicando que uma pequena minoria tem preocupações significativas sobre o apoio das infra-estruturas de saúde aos serviços do PEI. Discordo: 27 inquiridos (6,9%) discordam, o que sugere um nível modesto de preocupação entre a comunidade. Neutro: 56 inquiridos (14,2%) são neutros, o que pode implicar um segmento da população que está indeciso ou não formou uma opinião forte sobre a eficácia da infraestrutura de saúde. Concordo: A maioria dos 200 inquiridos (50,8%) concorda que as infra-estruturas de saúde apoiam a prestação eficaz de serviços de PAV, o que mostra que mais de metade dos indivíduos inquiridos tem uma visão positiva das infra-estruturas. Concordo totalmente: Além disso, 97 inquiridos (24,6%) concordam fortemente, demonstrando um nível significativo de forte apoio à eficácia da infraestrutura de saúde.

Em resumo, a percentagem combinada dos que concordam ou concordam fortemente é de 75,4%, indicando que uma clara maioria dos inquiridos está satisfeita com o apoio das infra-estruturas de saúde aos serviços do PAV. Por outro lado, os 11% que discordam ou discordam fortemente representam uma pequena parte da população que tem reservas.

Quadro 4.1.14

A presença de profissionais de saúde com formação melhora a qualidade dos serviços de PAV na zona geográfica de Ushongu

Resposta	Frequência	Percentagem
Discordo totalmente	13	3.3
Não concordo	22	5.6
Neutro	37	9.4
Concordar	284	72.1
Concordo totalmente	38	9.6

| **Total** | **394** | **100** |

Fonte: *Inquérito de campo, 2024*

A Tabela 4.1.14 fornece dados sobre a presença de profissionais de saúde formados que melhoram a qualidade dos serviços de PAV na ZD de Ushongu", incluindo pontuações e percentagens: Discordo totalmente: 13 inquiridos (3,3%) discordam totalmente da afirmação, indicando que uma pequena minoria não acredita que os profissionais de saúde com formação melhorem a qualidade dos serviços de PAV. Discordo: 22 inquiridos (5,6%) discordam, o que sugere que um grupo ligeiramente maior, mas ainda pequeno, partilha este sentimento. Neutro: 37 inquiridos (9,4%) são neutros, o que pode indicar um segmento da população que está indeciso ou acredita que outros factores, para além da presença de profissionais de saúde com formação, podem desempenhar um papel na qualidade dos serviços de PAV. Concordo: Uma maioria significativa, 284 inquiridos (72,1%), concorda com a afirmação, mostrando um forte consenso de que os profissionais de saúde com formação melhoram efetivamente a qualidade dos serviços. Concordo fortemente: 38 inquiridos (9,6%) concordam fortemente, reforçando a crença no impacto positivo dos profissionais com formação na qualidade dos serviços de PAV.

Em resumo, a percentagem combinada dos que concordam ou concordam fortemente é de 81,7%, o que indica que uma esmagadora maioria dos inquiridos afirma a influência positiva dos profissionais de saúde com formação na qualidade dos serviços de PAV. Por outro lado, a percentagem combinada dos que discordam ou discordam fortemente é de apenas 8,9%, o que representa uma pequena minoria. As respostas neutras representam 9,4%, o que sugere algum nível de incerteza ou outras considerações entre estes inquiridos.

Quadro 4.1.15

Os Programas Comunitários de Educação para a Saúde influenciam positivamente a participação no PAI em Ushongu LGA

Resposta	Frequência	Percentagem
Discordo totalmente	5	1.3
Não concordo	10	2.5
Neutro	20	5.1
Concordar	200	50.8
Concordo totalmente	159	40.4
Total	**394**	**100**

Fonte: *Inquérito de campo, 2024*

A Tabela 4.1.15 apresenta os dados das respostas sobre se os programas comunitários de educação para a saúde influenciam positivamente a participação no PAV na LGA de Ushongu", incluindo pontuações e percentagens: Discordo totalmente: 5 inquiridos (1,3%) discordam totalmente da afirmação, indicando que uma minoria muito pequena não acredita que os programas comunitários de educação para a saúde tenham uma influência positiva na participação no PAI. Discordam: 10 inquiridos (2,5%) discordam, sugerindo que um pequeno segmento adicional partilha este sentimento. Neutro: 20 inquiridos (5,1%) são neutros, o que pode indicar um segmento da população que está indeciso ou acredita que outros factores, para além da educação para a saúde na comunidade, podem desempenhar um papel na participação no PAV. Concordo: Uma maioria significativa, 200 inquiridos (50,8%), concorda com a afirmação, mostrando um forte consenso de que os programas de educação para a saúde na comunidade influenciam, de facto, positivamente a participação no PAV. Concordo fortemente: 159 inquiridos (40,4%) concordam fortemente, reforçando a crença no impacto positivo da educação para a saúde na participação no PAV.

Em resumo, a percentagem combinada dos que concordam ou concordam fortemente é de 91,2%, o que indica que uma esmagadora maioria dos inquiridos afirma a influência positiva dos programas comunitários de educação para a saúde na participação no PAV. Por outro lado, a percentagem combinada dos que discordam ou discordam fortemente é de apenas 3,8%, representando uma minoria muito pequena. As respostas neutras representam 5,1%, o que sugere algum nível de incerteza ou outras considerações entre os inquiridos.

Quadro 4.1.16

A prevalência de doenças infecciosas afecta a definição de prioridades das vacinas ao abrigo do PAV na ZA de Ushongu

Resposta	Frequência	Percentagem
Discordo totalmente	13	2.5
Não concordo	26	5.1
Neutro	46	7.6
Concordar	240	60.9
Concordo totalmente	69	17.5
Total	**394**	**100**

Fonte: *Inquérito de campo, 2024*

A Tabela 4.1.16 apresenta os dados das respostas sobre "A prevalência de doenças infecciosas afecta a atribuição de prioridades às vacinas no âmbito do PAV na LGA de Ushongu. Discordo totalmente: 13 inquiridos (2,5%) discordam totalmente da afirmação, o que indica que uma pequena minoria não acredita que a prevalência de doenças infecciosas afecte a priorização das vacinas. Discordam: 26 inquiridos (5,1%) discordam, o que sugere que um grupo ligeiramente maior partilha este sentimento. Neutro: 46 inquiridos (7,6%) são neutros, o que pode indicar um segmento da população que está indeciso ou acredita que outros factores para além da prevalência da doença podem desempenhar um papel na priorização das vacinas. Concordo: Uma maioria significativa,

240 inquiridos (60,9%), concorda com a afirmação, mostrando um forte consenso de que a prevalência de doenças infecciosas afecta, de facto, a priorização das vacinas. Concordo totalmente: 69 inquiridos (17,5%) concordam totalmente, reforçando a crença no impacto da prevalência das doenças na priorização das vacinas.

Em resumo, a percentagem combinada dos que concordam ou concordam fortemente é de 78,4%, o que indica que uma esmagadora maioria dos inquiridos afirma a influência da prevalência das doenças infecciosas na atribuição de prioridades às vacinas. Por outro lado, a percentagem combinada dos que discordam ou discordam fortemente é de apenas 7,6%, o que representa uma pequena minoria. As respostas neutras representam 7,6%, o que sugere algum nível de incerteza ou outras considerações entre os inquiridos.

Secção 5: Desafios que afectam a implementação do PAI

Quadro 4.1.17

O financiamento limitado dificulta a implementação bem-sucedida dos serviços do PEI na ZLG de Ushongu

Resposta	Frequência	Percentagem
Discordo totalmente	11	2.8
Não concordo	16	4.1
Neutro	27	6.9
Concordo	222	56.4
Concordo totalmente	118	30.0
Total	**394**	**100**

Fonte: *Inquérito de campo, 2024*

A Tabela 4.1. 17 apresenta dados sobre a perceção do financiamento limitado e o seu impacto na implementação bem-sucedida dos serviços do PAI na LGA de Ushongu.

Discordo totalmente: 11 inquiridos (2,8%) discordam totalmente da afirmação, indicando que uma pequena minoria não vê o financiamento limitado como um obstáculo aos serviços do PAI. Discordo: 16 inquiridos (4,1%) discordam, sugerindo que um grupo ligeiramente maior partilha este sentimento. Neutro: 27 inquiridos (6,9%) são neutros, o que pode indicar um segmento da população que está indeciso ou acredita que outros factores para além do financiamento podem desempenhar um papel no sucesso dos serviços do PAI. Concordo: A maioria dos 222 inquiridos (56,4%) concorda que o financiamento limitado impede a implementação bem sucedida, mostrando um forte consenso de que o financiamento é, de facto, um fator crítico. Concordo totalmente: 118 inquiridos (30,0%) concordam totalmente, reforçando a crença no impacto significativo do financiamento na implementação dos serviços do PAI.

Em resumo, a percentagem combinada dos que concordam ou concordam fortemente é de 86,4%, indicando que uma esmagadora maioria dos inquiridos afirma a influência negativa do financiamento limitado no sucesso dos serviços do PAI. Por outro lado, a percentagem combinada dos que discordam ou discordam fortemente é de apenas 6,9%, o que representa uma pequena minoria. As respostas neutras representam 6,9%, o que sugere algum nível de incerteza ou outras considerações entre estes inquiridos.

Quadro 4.1.18

As ideias erradas da comunidade sobre as vacinas constituem um desafio para os esforços do PEI na zona geográfica de Ushongu

Resposta	Frequência	Percentagem
Discordo totalmente	14	3.6
Não concordo	22	5.6
Neutro	42	10.7
De acordo	192	48.7
Total	**394**	**100**

Fonte: *Inquérito de campo, 2024*

A Tabela 4.1.19 apresenta as respostas sobre "As concepções erróneas da comunidade sobre as vacinas constituem um desafio para os esforços do PEI na LGA de Ushongu", incluindo pontuações e percentagens: Discordo totalmente: 14 inquiridos (3,6%) discordam totalmente da afirmação, indicando que uma pequena minoria não acredita que as ideias erradas sobre as vacinas sejam um desafio para os esforços do PAV. Discordo: 22 inquiridos (5,6%) discordam, o que sugere que um grupo ligeiramente maior partilha este sentimento. Neutro: 42 inquiridos (10,7%) são neutros, o que pode indicar um segmento da população que está indeciso ou acredita que outros factores para além das ideias erradas podem desempenhar um papel nos desafios enfrentados pelos esforços do PAV. Concordo: Uma parte significativa, 192 inquiridos (48,7%), concorda com a afirmação, demonstrando uma forte convicção de que as concepções erróneas representam, de facto, desafios aos esforços do PAV. Concordo fortemente: 124 inquiridos (31,5%) concordam fortemente, reforçando a crença no impacto significativo das concepções erradas da comunidade nos esforços do PAV.

Em resumo, a percentagem combinada dos que concordam ou concordam fortemente é de 80,2%, o que indica que uma esmagadora maioria dos inquiridos afirma a influência negativa das ideias erradas da comunidade nos esforços do PAI. Por outro lado, a percentagem combinada dos que discordam ou discordam fortemente é de apenas 9,2%, o que representa uma pequena minoria. As respostas neutras representam 10,7%, o que sugere algum nível de incerteza ou outras considerações entre estes inquiridos.

4.1.19

As barreiras geográficas dificultam o acesso de alguns residentes aos serviços do PAI em Ushongu LGA

Resposta	Frequência	Percentagem

Discordo totalmente	8	2.0
Não concordo	17	4.3
Neutro	25	6.3
Concordo	208	52.8
Concordo totalmente	136	34.5
Total	**394**	**100**

Fonte: *Inquérito de campo, 2024*

A Tabela 4.1.19 acima apresenta dados sobre o impacto das barreiras geográficas no acesso aos serviços do PAI na LGA de Ushongu: Discordo totalmente: 8 inquiridos (2,0%) discordam totalmente da afirmação, indicando que uma minoria muito pequena não vê as barreiras geográficas como um problema. Discordo: 17 inquiridos (4,3%) discordam, sugerindo que um grupo ligeiramente maior partilha este sentimento. Neutro: 25 inquiridos (6,3%) são neutros, o que pode indicar um segmento da população que está indeciso ou que não foi significativamente afetado pelas barreiras geográficas. Concordo: A maioria dos 208 inquiridos (52,8%) concorda que as barreiras geográficas dificultam o acesso de alguns residentes aos serviços do IMR, mostrando um forte consenso de que estas barreiras são, de facto, um desafio. Concordo fortemente: 136 inquiridos (34,5%) concordam fortemente, reforçando a crença no impacto significativo das barreiras geográficas no acesso aos serviços.

Em resumo, a percentagem combinada dos que concordam ou concordam fortemente é de 87,3%, indicando que uma esmagadora maioria dos inquiridos afirma a influência negativa das barreiras geográficas no acesso aos serviços do PAI. Por outro lado, a percentagem combinada dos que discordam ou discordam fortemente é de apenas 6,3%, representando uma pequena minoria. As respostas neutras representam 6,3%, o que sugere algum nível de incerteza ou outras considerações entre estes inquiridos.

Quadro 4.1.20

A formação inadequada dos trabalhadores do sector da saúde afecta a prestação de serviços de PAV na zona geográfica de Ushongu

Resposta	Frequência	Percentagem
Discordo totalmente	21	5.3
Não concordo	32	8.1
Neutro	36	9.1
Concordar	200	50.8
Concordo totalmente	126	32.0
Total	394	100

Fonte: *Inquérito de campo, 2024*

A Tabela 4.1. 20 apresenta dados sobre a perceção da formação inadequada dos profissionais de saúde e o seu impacto na prestação de serviços de PAV na ZD de Ushongu, e podemos interpretar o seguinte Discordo totalmente: 21 inquiridos (5,3%) discordam totalmente da afirmação, o que indica que uma pequena minoria não vê a formação inadequada como um problema que afecta a prestação de serviços. Discordo: 32 inquiridos (8,1%) discordam, o que sugere um nível modesto de preocupação entre a comunidade. Neutro: 36 inquiridos (9,1%) são neutros, o que pode indicar um segmento da população que está indeciso ou acredita que outros factores para além da formação podem desempenhar um papel na qualidade dos serviços do PAV. Concordo: A maioria dos 200 inquiridos (50,8%) concorda que a formação inadequada dos profissionais de saúde afecta a prestação de serviços, mostrando um forte consenso de que a formação é, de facto, um fator crítico. Concordo fortemente: 126 inquiridos (32,0%) concordam fortemente, reforçando a crença no impacto significativo da formação na prestação de serviços.

Em resumo, a percentagem combinada dos que concordam ou concordam fortemente é de 82,8%, indicando que uma esmagadora maioria dos inquiridos afirma a influência negativa de uma formação inadequada na prestação de serviços de PAV. Por outro lado, a percentagem combinada dos que discordam ou discordam fortemente é de apenas 13,4%, o que representa uma pequena minoria. As respostas neutras representam 9,1%, o que sugere algum nível de incerteza ou outras considerações entre os inquiridos.

4.3 Discussão dos resultados

Esta secção discute as conclusões obtidas a partir de um inquérito realizado sobre os factores que influenciam o Programa Alargado de Imunização em Ushongo LGA do Estado de Benue. A discussão é concebida para responder às perguntas que orientam a investigação.

1.　**Qual é o nível de conhecimento do Programa Alargado de Imunização (PAI) entre os prestadores de cuidados e os membros da comunidade em Ushongu LGA?**

Em resposta à pergunta acima, os resultados demonstraram que a maioria dos membros da comunidade inquiridos (76,6% combinados concordam e concordam fortemente) têm uma perceção positiva de estarem bem informados sobre o PAV, o que é indicativo de esforços de comunicação bem sucedidos por parte do programa. A presença de um pequeno número de inquiridos que discordam fortemente sugere que existe uma oposição muito pequena, mas notável, à crença de que a comunidade está bem informada sobre o PAV.

2.　**Qual é a disponibilidade dos serviços do PAI em Ushongu LGA do Estado de Benue?**

Em resposta à pergunta acima, os resultados revelaram que a maioria (64,2%) dos inquiridos que discordam ou discordam fortemente apresenta uma indicação clara de que os esforços actuais para tornar os serviços do PAI acessíveis não estão a satisfazer as necessidades da maioria dos membros da comunidade. A minoria que concorda ou concorda totalmente com a acessibilidade dos serviços (24,3% no total) aponta para disparidades significativas na disponibilidade dos serviços ou na sua perceção dentro da comunidade.

Os resultados sugerem que existem desafios consideráveis para garantir que os serviços de PAV sejam facilmente acessíveis a todos os membros da LGA de Ushongu. A resolução destes desafios exigirá provavelmente uma abordagem multifacetada, incluindo a melhoria da disponibilidade física das clínicas, a melhoria das opções de transporte, o aumento da sensibilização da comunidade e a garantia de que a informação sobre os serviços do PAI é efetivamente comunicada a todos os segmentos da população. Isto poderia ajudar a transformar a perceção atual e aumentar a acessibilidade geral dos serviços de PAV na área.

3. Em que medida os serviços do PAI são acessíveis em Ushongu LGA do Estado de Benue?

Em resposta à pergunta anterior, os resultados revelam que a maioria dos inquiridos (56,4%) discorda ou discorda totalmente que o transporte para os locais de vacinação do PAV esteja facilmente disponível, o que indica que a maioria considera o transporte um desafio. Uma percentagem substancial de 52,8% dos inquiridos discorda ou discorda totalmente de que o custo de acesso aos serviços do PAV é controlável, o que sugere que mais de metade da comunidade considera os custos uma barreira significativa. Uma maioria de 56,3% dos inquiridos discorda ou discorda totalmente de que as barreiras linguísticas não impedem o acesso aos serviços do PAI, o que revela que a língua é um desafio significativo para muitos.

Os resultados indicam que existem desafios consideráveis relacionados com a acessibilidade dos serviços do PAI na ZD de Ushongu. A maioria dos inquiridos identifica o transporte, o custo e a língua como obstáculos significativos ao acesso a estes serviços.

4. Quais são os factores de saúde que influenciam a eficácia do IMR em Ushongo LGA do Estado de Benue?

Em relação à pergunta acima, os resultados mostraram que a maioria (75,4%) dos inquiridos concorda ou concorda fortemente que as infra-estruturas de saúde apoiam a prestação eficaz de serviços de PAV, o que sugere uma visão geralmente favorável do sistema atual. Uma maioria significativa (81,7%) acredita que a presença de profissionais de saúde com formação melhora a qualidade dos serviços de PAV, o que indica que a formação profissional é um fator-chave para a eficácia dos serviços. Uma maioria significativa (60,9%) concordou que a prevalência de doenças infecciosas afecta, de facto, a atribuição de prioridades às vacinas, o que revela um forte consenso.

5. Quais são os principais desafios que afectam a implementação bem-sucedida dos serviços do PAI na ZD de Ushongu?

Em resposta à pergunta acima, os resultados revelaram que a maioria dos inquiridos, 56,4% dos quais concordam e 30,0% concordam fortemente, considera que o financiamento limitado é um obstáculo significativo; uma proporção significativa dos inquiridos, 48,7% dos quais concordam e 31,5% concordam fortemente, acredita que estas ideias erradas representam desafios significativos para os esforços do PAI; a maioria dos inquiridos, 52.A maioria dos inquiridos, 52,8% que concordam e 34,5% que concordam fortemente, reconhece o impacto das barreiras geográficas na acessibilidade dos serviços e uma maioria substancial, 50,8% que concordam e 32,0% que concordam fortemente, reconhece o impacto de uma formação inadequada na prestação de serviços. Para responder a este desafio, pode ser necessário investir em programas de formação contínua e de reforço das capacidades dos profissionais de saúde, a fim de garantir a qualidade e a eficácia dos serviços do PAI.

De um modo geral, os resultados destacam múltiplos desafios complexos que se colocam à implementação bem-sucedida dos serviços do PAV na ZD de Ushongu, incluindo restrições financeiras, ideias erradas da comunidade, barreiras geográficas e formação inadequada dos profissionais de saúde. A resolução destes desafios exigirá estratégias abrangentes que envolvam a afetação de recursos, o envolvimento da comunidade, o desenvolvimento de infra-estruturas e a capacitação dos profissionais de saúde para reforçar o programa do PEI e melhorar as taxas de cobertura da vacinação na região.

CAPÍTULO CINCO

RESUMO, CONCLUSÕES E RECOMENDAÇÕES

5.1 Introdução

Este capítulo apresenta um resumo, uma conclusão, recomendações, limitações do estudo e sugestões para estudos futuros.

5.2 Resumo

O estudo é orientado pelas seguintes questões de investigação.

As seguintes questões são formuladas para orientar esta investigação:

1. Qual é o nível de conhecimento do Programa Alargado de Imunização (PAI) entre os prestadores de cuidados e os membros da comunidade em Ushongu LGA?

2. Qual é a disponibilidade dos serviços do PAI em Ushongu LGA do Estado de Benue?

3. Em que medida os serviços do PAI são acessíveis em Ushongu LGA do Estado de Benue?

4. Quais são os factores de saúde que influenciam a eficácia do IMR em Ushongo LGA do Estado de Benue?

5. Quais são os principais desafios que afectam a implementação bem-sucedida dos serviços do PAI na ZD de Ushongu?

Em resposta à pergunta que procura compreender o nível de conhecimento do PAI entre os prestadores de cuidados e os membros da comunidade em Ushongu LGA, os resultados demonstraram que a maioria dos membros da comunidade inquiridos (76,6% combinados concordam e concordam fortemente) têm uma perceção positiva de estarem bem informados sobre o PAI, o que é indicativo de esforços de comunicação bem sucedidos por parte do programa.

Em resposta à pergunta que procura **saber** até que ponto os serviços de PAI estão disponíveis em Ushongu LGA do Estado de Benue, os resultados revelaram que a maioria (64,2%) dos inquiridos que discordam ou discordam fortemente apresenta uma indicação clara de que os esforços actuais para tornar os serviços de PAI acessíveis não estão a satisfazer as necessidades da maioria dos membros da comunidade. A minoria que concorda ou concorda totalmente com a acessibilidade dos serviços (24,3% no total) aponta para disparidades significativas na disponibilidade dos serviços ou na sua perceção no seio da comunidade.

Em resposta à pergunta acima, que procura saber em que medida os serviços do PAV são acessíveis na ZD de Ushongu, no Estado de Benue, os resultados revelam que a maioria dos inquiridos (56,4%) discorda ou discorda totalmente que o transporte para os locais de vacinação do PAV esteja facilmente disponível, indicando que a maioria considera o transporte um desafio. Uma percentagem substancial de 52,8% dos inquiridos discorda ou discorda totalmente de que o custo de acesso aos serviços do PAV é controlável, o que sugere que mais de metade da comunidade considera os custos uma barreira significativa. Uma maioria de 56,3% dos inquiridos discorda ou discorda totalmente de que as barreiras linguísticas não impedem o acesso aos serviços do PAI, o que revela que a língua é um desafio significativo para muitos.

Em relação à pergunta que pretendia conhecer os factores de saúde que influenciam a eficácia do PAI em Ushongo LGA do Estado de Benue, os resultados mostraram que a maioria (75,4%) dos inquiridos concorda ou concorda fortemente que as infra-estruturas de saúde apoiam a prestação eficaz dos serviços do PAI, sugerindo uma visão geralmente favorável do sistema atual. Uma maioria significativa (81,7%) considera que a presença de profissionais de saúde com formação melhora a qualidade dos serviços de PAV, o que indica que a formação profissional é um fator-chave para a eficácia dos serviços. Uma maioria significativa (60,9%) concordou que a prevalência de doenças infecciosas afecta, de facto, a atribuição de prioridades às vacinas, o que revela um forte consenso.

In response to the question that sets to know that the primary challenges affecting the successful implementation of EPI services in Ushongu LGA, findings have reveal a majority, comprising 56.4% who agree and 30.0% who strongly agree, perceive limited funding as a significant hindrance, a significant proportion of respondents, with 48.7% agreeing and 31.5% concordam fortemente, acreditam que estes equívocos colocam desafios significativos aos esforços do PAI, uma maioria de inquiridos, 52,8% que concordam e 34,5% que concordam fortemente, reconhecem o impacto das barreiras geográficas na acessibilidade dos serviços, uma maioria substancial, constituída por 50,8% que concordam e 32,0% que concordam fortemente, reconhecem o impacto da formação inadequada na prestação de serviços. Para fazer face a este desafio, pode ser necessário investir em programas de formação contínua e de reforço das capacidades dos profissionais de saúde, a fim de garantir a qualidade e a eficácia dos serviços do PAV.

5. 3 Conclusão

O estudo conclui que os factores de saúde que influenciam a eficácia do PAV em Ushongo LGA do Estado de Benue são as infra-estruturas de saúde que apoiam a prestação eficaz dos serviços do PAV, a presença de profissionais de saúde formados que melhoram a qualidade dos serviços do PAV e a prevalência de doenças infecciosas que afectam a priorização das vacinas.

5.4 Recomendações

O estudo recomenda o seguinte:

Desenvolver estratégias para melhorar a disponibilidade e a acessibilidade dos serviços de PAV em Ushongu LGA. Isto pode incluir o aumento do número de locais de vacinação, o alargamento do horário de funcionamento e a implementação de clínicas de vacinação móveis para chegar às comunidades carenciadas.

Abordar os obstáculos financeiros que dificultam o acesso aos serviços do PEI, explorando opções como a subvenção dos custos de transporte, a disponibilização de vacinas gratuitas ou a baixo custo e a aplicação de regimes de seguro de saúde de base comunitária para aliviar os encargos financeiros dos prestadores de cuidados.

Realizar campanhas de sensibilização e educação orientadas para a comunidade, a fim de dissipar as ideias erradas sobre a vacinação. Utilizar os líderes comunitários, as instituições religiosas e os meios de comunicação social locais para divulgar informações exactas sobre os benefícios e a segurança das vacinas, reforçando assim a confiança no programa do PEI.

Atribuir recursos a programas de formação contínua e de reforço das capacidades dos profissionais de saúde envolvidos na prestação de serviços do PEI. Este investimento garantirá que o pessoal esteja equipado com as competências e os conhecimentos necessários para administrar eficazmente as vacinas, responder às preocupações da comunidade e defender as melhores práticas em matéria de imunização.

Implementar soluções inovadoras para ultrapassar as barreiras geográficas, tais como o estabelecimento de centros de vacinação por satélite em áreas remotas, o destacamento de equipas de proximidade para comunidades difíceis de alcançar e o aproveitamento da tecnologia (por exemplo, telemedicina) para facilitar o acesso aos serviços de PAV a todos os residentes da LGA de Ushongu.

5.5 Limitações do estudo

O estudo sobre o nível de consciencialização e acessibilidade do IMR na ZD de Ushongu tem várias limitações, nomeadamente

O estudo pode sofrer de enviesamento de amostragem se a população da amostra não representar com exatidão a diversidade dos prestadores de cuidados e dos membros da comunidade na LGA de Ushongu. Por exemplo, se determinados grupos demográficos estiverem sub-representados ou se os indivíduos com opiniões fortes sobre a vacinação tiverem mais probabilidades de participar, os resultados podem não ser generalizáveis a toda a população.

A dependência de dados auto-relatados pode introduzir um viés de resposta, uma vez que os inquiridos podem dar respostas socialmente desejáveis ou recordar de forma imprecisa as suas experiências com os serviços do PAI. Isto pode afetar a validade e a fiabilidade dos resultados, particularmente no que diz respeito às percepções de sensibilização e acessibilidade.

Os resultados do estudo podem ter uma generalização limitada para além de Ushongu LGA devido ao contexto e às características específicas da população estudada. Factores como a localização geográfica, as normas culturais e as infra-estruturas de cuidados de saúde variam de região para região, o que torna difícil a extrapolação dos resultados para outros contextos.

O estudo pode não ter em conta todas as potenciais variáveis de confusão que poderiam influenciar as percepções dos prestadores de cuidados e dos membros da comunidade sobre a sensibilização e acessibilidade do PAV. Factores como o estatuto socioeconómico, o nível de escolaridade e experiências anteriores de cuidados de saúde podem ter impacto nas opiniões dos inquiridos, mas podem não ter sido adequadamente controlados na análise.

A conceção transversal do estudo limita a capacidade de estabelecer causalidade ou determinar relações temporais entre variáveis. Embora o estudo forneça um retrato instantâneo das atitudes e experiências num único momento, não pode avaliar as mudanças ao longo do tempo nem identificar vias causais entre variáveis independentes e dependentes.

O instrumento de inquérito pode não ter sido devidamente adaptado para ter em conta as diferenças linguísticas e culturais entre os inquiridos, o que pode levar a mal-entendidos ou interpretações erradas das perguntas do inquérito. Esta situação pode afetar a validade e a fiabilidade dos dados recolhidos, em particular entre indivíduos de diferentes origens linguísticas ou culturais.

O estudo pode não ter avaliado exaustivamente todos os factores que influenciam a consciencialização e a acessibilidade do PAV na LGA de Ushongu. Por exemplo, pode não ter examinado factores como crenças religiosas, práticas tradicionais ou comportamentos de procura de cuidados de saúde, que também poderiam influenciar as atitudes dos prestadores de cuidados e dos membros da comunidade em relação à vacinação.

5.6 Sugestões para estudos futuros

Efetuar um estudo longitudinal para acompanhar as alterações nas taxas de sensibilização, acessibilidade e cobertura de imunização do PAV ao longo do tempo na ZL de Ushongu. Isto forneceria informações valiosas sobre tendências, potenciais intervenções e o impacto das mudanças de política nos resultados da imunização.

Conduzir investigação qualitativa, como discussões em grupos de discussão ou entrevistas aprofundadas, para explorar as crenças, atitudes e percepções subjacentes dos prestadores de cuidados e dos membros da comunidade relativamente à vacinação na ZD de Ushongu. Isto proporcionaria uma compreensão mais profunda dos factores culturais, das concepções erradas e das barreiras que influenciam o comportamento de imunização.

Utilizar técnicas de análise geoespacial para mapear a distribuição dos locais de vacinação do PEI, das instalações de cuidados de saúde e das infra-estruturas de transporte na zona geográfica de Ushongu. Isto permitiria identificar as disparidades geográficas na acessibilidade dos serviços e informar as intervenções direccionadas para as áreas mal servidas.

Avaliar os conhecimentos, as atitudes e as necessidades de formação dos prestadores de cuidados de saúde envolvidos na prestação de serviços de PAV na zona geográfica de Ushongu. Isto permitiria identificar lacunas nos conhecimentos dos prestadores, nas competências de comunicação e nas práticas de administração de vacinas, orientando o desenvolvimento de programas de formação adaptados para melhorar a qualidade dos serviços.

Implementar ensaios de intervenção com base na comunidade para avaliar a eficácia de intervenções direccionadas com o objetivo de melhorar a sensibilização, a acessibilidade e a adesão ao PAV na LGA de Ushongu. Isto pode incluir campanhas comunitárias de educação para a saúde, clínicas de vacinação móveis ou programas baseados em incentivos para ultrapassar as barreiras à imunização.

Efetuar estudos comparativos em diferentes LGAs ou regiões do estado de Benue ou de outros estados da Nigéria para avaliar as variações na sensibilização, acessibilidade e resultados da imunização do PAV. Isto permitiria identificar factores contextuais e boas práticas que poderiam ser reproduzidas ou adaptadas para melhorar os programas de imunização na LGA de Ushongu.

Conduzir avaliações económicas para avaliar a relação custo-eficácia de diferentes estratégias para melhorar a sensibilização, a acessibilidade e a cobertura do PAV na ZL de Ushongu. Isto forneceria aos decisores políticos informações baseadas em provas sobre a afetação de recursos e as prioridades de investimento para maximizar o impacto

dos programas de imunização.

REFERÊNCIAS

Adedokun, S. T., Olarinmoye, A. O., Okafor, I. P., & Gobir, A. A. (2019). Cobertura de imunização e seus determinantes entre crianças de 12-23 meses no distrito de Atakumosa-west, estado de Osun, Nigéria: A cross-sectional study. *BMC Saúde Pública, 19*(1), 1-10.

Adegboye, O. A., Akinwande, O. K., & Crockett, M. (2021). Percepções da comunidade e aceitabilidade da vacinação COVID-19 na Nigéria: Um estudo qualitativo. *BMC Public Health, 21*(1), 1157. https://doi.org/10.1186/s12889-021-11205-w

Afolabi, M. O., Ijadunola, K. T., & Fatusi, A. O. (2019). Determinantes da cobertura vacinal na Nigéria rural. *BMC Saúde Pública, 19*(1), 1-9.

Alhassan, R. K., Der, J., & Inusah, S. E. (2018). Fatores que contribuem para a baixa cobertura de imunização entre crianças menores de cinco anos no distrito de Gushegu, região norte de Gana. *Revista Internacional de Saúde Pública e Epidemiologia, 7*(3), 83-90.

Antai, D. (2010). Fé e sobrevivência infantil: O papel da religião na imunização infantil na Nigéria. *Journal of Biosocial Science, 42*(1), 57-76.

Babalola, S., Lawan, U., & Nass, G. S. (2014). Factores que influenciam a utilização de vacinas na Nigéria: Um inquérito às comunidades em dois estados. *BMC Saúde Pública, 14*(1), 1-10.

Babalola, S., Maternal and Child Health Advocacy International, & PATH. (2015). *Factores que influenciam a adesão à imunização na Nigéria: A theory-based research synthesis.* Seattle, WA: PATH.

Governo do Estado de Benue. (2020). *Benue State at a Glance.* https://benuestate.gov.ng/state-at-a-glance/

Centros de Controlo e Prevenção de Doenças. (2023). *Imunização.* https://www.cdc.gov/vaccines/index.html

EDWEB. (2024). *Unidades de votação novas e existentes das alas USHONGO.* Retirado de https://www.eduweb.com.ng/ushongo-wards-new-and-exsiting-polling-unit/#google_vignette

Fatiregun, A. A., & Okoro, A. O. (2019). Determinantes maternos da imunização infantil completa entre crianças de 12-23 meses num distrito do sul da Nigéria. *Vaccine Reports, 9*, 1-7. https://doi.org/10.1016/j.vacrep.2019.05.002

Gavi, a Aliança para as Vacinas. (2023). *Relatório de progresso de 2022.* https://www.gavi.org/

Gibson, D. G., Ochieng, B., Kagucia, E. W., Were, J., Hayford, K., Moulton, L. H., ... & Levine, O. S. (2017). Lembretes e incentivos fornecidos por telemóvel para melhorar a cobertura e a oportunidade da imunização infantil no Quénia (M-SIMU): A cluster randomised controlled trial. *The Lancet Global Health, 5*(4), e428-e438.

Iboh, C. I., Odey, F. A., & Udoh, E. E. (2017). O papel dos governantes tradicionais e dos líderes religiosos na imunização. *The Nigerian Health Journal, 17*(1), 16-20.

Comissão Nacional da População da Nigéria. (2019). *Inquérito Demográfico e de Saúde da Nigéria 2018*. https://www.dhsprogram.com/pubs/pdf/FR359/FR359.pdf

Comissão Nacional da População. (2021). *Características nacionais e estaduais da população e da habitação, 2006 e 2021*. https://www.population.gov.ng/index.php/censuses/2006-census

Odusanya, O. O., Alufohai, E. F., & Meurice, F. P. (2010). Ahmao, o medo da vacina e a crise da força de trabalho no sector da saúde na Nigéria: Desinformação e gestão da saúde pública. *Global Public Health, 5*(5), 476-486.

Okafor, E., & Chima, O. (2020). Barreiras à imunização infantil entre mães de menores de cinco anos numa comunidade periurbana em Enugu, Sudeste da Nigéria. *South African Family Practice, 62*(1), 1-7.

Okeibunor, J., Ota, M. C., Akanmori, B. D., Gumede, N., Shaba, K., & Kouadio, K. (2014). A erradicação da poliomielite na região africana está em curso apesar das emergências de saúde pública. *Vaccine, 32*(30), 3901-3906.

Oluwasegun, A. J., Abimbola, O. T., Oluwasegun, T. J., & Olumide, A. A. (2021). Eficácia das intervenções de fortalecimento do sistema de saúde na melhoria dos serviços de imunização de rotina na Nigéria: Uma revisão sistemática e meta-análise. *Vaccine: X, 6*, 100111. https://doi.org/10.1016/j.jvacx.2021.100111

Onyiriuka, A. N., & Ofoegbu, T. N. (2019). Determinantes da adesão à imunização infantil entre mães de crianças com menos de cinco anos na cidade de Benin, estado de Edo, Nigéria. *Revista de Medicina nos Trópicos, 21*(1), 49-56.

Ophori, E. A., Tula, M. Y., Azih, A. V., Okojie, R., & Ikpo, P. E. (2014). Tendências actuais da imunização na Nigéria: Perspectivas e desafios. *Medicina Tropical e Saúde, 42*(2), 67-75.

Owoseni, O., Ekpenyong, B., & Adeyemo, A. (2020). Determinantes socioeconómicos da imunização entre crianças na Nigéria. *African Population Studies, 34*(1), 5176-5189.

Oyefabi, A. M., Uzochukwu, B. S. C., & Tijani, K. H. (2019). Imunização de rotina no Estado de Enugu, Nigéria: Equidade no acesso e desafios enfrentados pelas mães rurais. *BMC Public Health, 19*(1), 1-10.

Ozawa, S., Clark, S., Portnoy, A., Grewal, S., & Brenzel, L. (2016). Impacto do preço de uma vacina na sua procura, nos custos do sistema de saúde e nos resultados globais de saúde: Um modelo computacional do preço ótimo versus subóptimo das vacinas. *Vaccine, 34*(49), 5866-5873. https://doi.org/10.1016/j.vaccine.2016.09.018

Sambo, M. N., Idris, S. H., & Sabitu, K. (2019). Conhecimento dos profissionais de saúde sobre imunização de rotina no estado de Kaduna, Nigéria: Implicações para o reforço da prestação de serviços de cuidados de saúde primários. *Anais de Medicina Africana, 18*(1), 14-20.

Uddin, M. J., Shamsuzzaman, M., Horng, L., Labrique, A., Vasudevan, L., & Zeller, K. (2019). Uso de telefones celulares para melhorar a cobertura vacinal entre crianças que vivem em áreas rurais de difícil acesso e ruas urbanas de Bangladesh. *Vaccine, 37*(3), 486-492.

Ugochukwu, E. F., & Eseigbe, E. E. (2019). Conhecimento, atitude e prática das mães em relação à imunização infantil no Estado de Benue, Nigéria. *Jornal de Medicina Comunitária e Cuidados de Saúde Primários, 31*(1), 57-70.

Usman, H. R., Akinyinka, O. O., Balogun, M. S., & Adeyinka, D. A. (2018). Imunização de rotina na Nigéria: Uma revisão sistemática e avaliação crítica das evidências. *Revista Internacional de Investigação sobre Vacinas e Imunização, 4*(2), 18-29.

Wiysonge, C. S., Uthman, O. A., Ndumbe, P. M., Hussey, G. D., & Wiysonge, C. S. (2014). Factores individuais e contextuais associados à baixa cobertura de imunização infantil na África Subsariana: A multilevel analysis. *PloS One, 9*(3), e106294.

Organização Mundial de Saúde. (2021). *Imunização, vacinas e produtos biológicos: Programa Alargado de Imunização (PAI).* https://www.who.int/immunization/programmes_systems/supply_chain/benefits_of_immunization/en/

Organização Mundial de Saúde. (2022). *Imunização, vacinas e produtos biológicos: Programa Alargado de Imunização (PAI).* https://www.who.int/teams/immunization-vaccines-and-biologicals/expanded-program-on-immunization

APÊNDICE: QUESTIONÁRIO

Instruções: Por favor, assinale o que for apropriado ou indique em que medida concorda ou discorda de cada afirmação, seleccionando a resposta adequada numa escala de 1 a 5:

1 - Discordo totalmente ( ) 2 - Discordo ( ) 3 - Neutro ( ) 4 - Concordo ( ) 5 - Concordo totalmente ( )

Parte A: Informações demográficas

1. Sexo: a. Masculino ( ) b. Feminino ( ) c. Outro ( )

2. Estado civil: a) Solteiro ( ) b) Casado ( ) c) Divorciado ( )

3. Idade: a. Menos de 18 anos ( ) b. 18-24 ( ) c. 25-34 ( )d. 35-44 ( ) e. 45-54 (0 f. 55-64 ( )

4. Ocupação: a. Estudante ( ) b. Agricultor ( ) c. Comerciante ( ) d. Professor( ) e. Enfermeiro ( )f. Outros ( )

5. a. Nível de instrução: a Ensino médio ou menos ( ) (b). Ensino superior ou formação profissional ( ) c). Bacharelato ( ) d. Pós-graduação ( )

Parte B: Programa Alargado de Imunização (PAI) em Ushongu LGA, Estado de Benue

Secção 1: Conhecimento do Programa Alargado de Vacinação (PAV)

1. Tenho conhecimento do Programa Alargado de Imunização (PAI) na ZD de Ushongu.

    1 - Discordo totalmente ( ) 2 - Discordo ( ) 3 - Neutro ( ) 4 - Concordo ( ) 5 - Concordo totalmente ( )

2. A comunidade está bem informada sobre a importância da imunização através do PAV na ZD de Ushongu.

83

1 - Discordo totalmente ( ) 2 - Discordo ( ) 3 - Neutro ( ) 4 - Concordo ( ) 5 -
Concordo totalmente ( )

3. Existe um conhecimento suficiente sobre as vacinas específicas oferecidas no
   âmbito do PAV em Ushongu LGA.

   1 - Discordo totalmente ( ) 2 - Discordo ( ) 3 - Neutro ( ) 4 - Concordo ( ) 5 -
Concordo totalmente ( )

4. Os esforços de sensibilização para o IMR em Ushongu LGA são eficazes.

   1 - Discordo totalmente ( ) 2 - Discordo ( ) 3 - Neutro ( ) 4 - Concordo ( ) 5 -
Concordo totalmente ( )

Secção 2: Disponibilidade dos serviços do PAI

5. Os serviços do PEI, incluindo as clínicas de vacinação, são facilmente acessíveis
   em Ushongu LGA.

   1 - Discordo totalmente ( ) 2 - Discordo ( ) 3 - Neutro ( ) 4 - Concordo ( ) 5 -
Concordo totalmente ( )

6. Existem centros de vacinação adequados em Ushongu LGA para satisfazer as
   necessidades da comunidade.

   1 - Discordo totalmente ( ) 2 - Discordo ( ) 3 - Neutro ( ) 4 - Concordo ( ) 5 -
Concordo totalmente ( )

7. O agendamento dos serviços do IMR é conveniente para os residentes de Ushongu
   LGA.

   1 - Discordo totalmente ( ) 2 - Discordo ( ) 3 - Neutro ( ) 4 - Concordo ( ) 5 -
Concordo totalmente ( )

8. A disponibilidade de vacinas ao abrigo do PAV é consistente na ZLG de Ushongu.

1 - Discordo totalmente ( ) 2 - Discordo ( ) 3 - Neutro ( ) 4 - Concordo ( ) 5 - Concordo totalmente ( )

Secção 3: Acessibilidade dos serviços do PAI

9. O transporte para os locais de vacinação do PAV está prontamente disponível para os residentes de Ushongu LGA.

1 - Discordo totalmente ( ) 2 - Discordo ( ) 3 - Neutro ( ) 4 - Concordo ( ) 5 - Concordo totalmente ( )

10. O custo do acesso aos serviços do PAI, incluindo o transporte, é viável para os membros da comunidade.

1 - Discordo totalmente ( ) 2 - Discordo ( ) 3 - Neutro ( ) 4 - Concordo ( ) 5 - Concordo totalmente ( )

11. As barreiras linguísticas não impedem de forma significativa o acesso aos serviços do PAI na ZD de Ushongu.

1 - Discordo totalmente ( ) 2 - Discordo ( ) 3 - Neutro ( ) 4 - Concordo ( ) 5 - Concordo totalmente ( )

12. Os serviços do PAI são acessíveis a todos os grupos demográficos na ZLG de Ushongu.

1 - Discordo totalmente ( ) 2 - Discordo ( ) 3 - Neutro ( ) 4 - Concordo ( ) 5 - Concordo totalmente ( )

Secção 4: Factores de saúde que influenciam o PAI

13. A infraestrutura geral de saúde na LGA de Ushongu apoia a prestação eficaz dos serviços do PAI.

1 - Discordo totalmente ( ) 2 - Discordo ( ) 3 - Neutro ( ) 4 - Concordo ( ) 5 - Concordo totalmente ( )

14. A presença de profissionais de saúde formados melhora a qualidade dos serviços do PEI na ZD de Ushongu.

1 - Discordo totalmente ( ) 2 - Discordo ( ) 3 - Neutro ( ) 4 - Concordo ( ) 5 - Concordo totalmente ( )

15. Os programas comunitários de educação para a saúde influenciam positivamente a participação no PAI na zona geográfica de Ushongu.

1 - Discordo totalmente ( ) 2 - Discordo ( ) 3 - Neutro ( ) 4 - Concordo ( ) 5 - Concordo totalmente ( )

16. A prevalência de doenças infecciosas afecta a priorização de vacinas ao abrigo do PAV na ZD de Ushongu.

1 - Discordo totalmente ( ) 2 - Discordo ( ) 3 - Neutro ( ) 4 - Concordo ( ) 5 - Concordo totalmente ( )

Secção 5: Desafios que afectam a implementação do PAI

17. O financiamento limitado dificulta a implementação bem-sucedida dos serviços do PAI na ZD de Ushongu.

1 - Discordo totalmente ( ) 2 - Discordo ( ) 3 - Neutro ( ) 4 - Concordo ( ) 5 - Concordo totalmente ( )

18. As ideias erradas da comunidade sobre as vacinas constituem um desafio para os esforços do PEI na zona geográfica de Ushongu.

1 - Discordo totalmente ( ) 2 - Discordo ( ) 3 - Neutro ( ) 4 - Concordo ( ) 5 - Concordo totalmente ( )

19. As barreiras geográficas dificultam o acesso de alguns residentes aos serviços do PAI na ZD de Ushongu.

1 - Discordo totalmente ( ) 2 - Discordo ( ) 3 - Neutro ( ) 4 - Concordo ( ) 5 - Concordo totalmente ( )

20. A formação inadequada dos trabalhadores do sector da saúde afecta a prestação de serviços de PAV na ZD de Ushongu.

1 - Discordo totalmente ( ) 2 - Discordo ( ) 3 - Neutro ( ) 4 - Concordo ( ) 5 - Concordo totalmente ( )

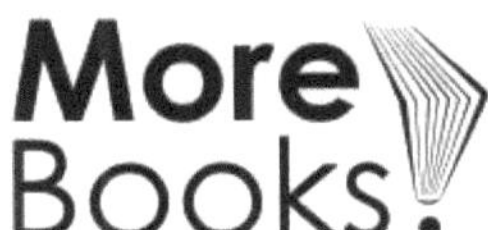

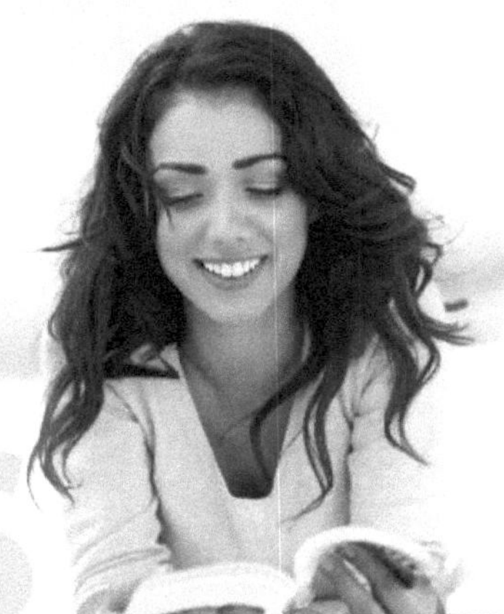

yes
I want morebooks!

Buy your books fast and straightforward online - at one of world's fastest growing online book stores! Environmentally sound due to Print-on-Demand technologies.

Buy your books online at
www.morebooks.shop

Compre os seus livros mais rápido e diretamente na internet, em uma das livrarias on-line com o maior crescimento no mundo! Produção que protege o meio ambiente através das tecnologias de impressão sob demanda.

Compre os seus livros on-line em
www.morebooks.shop

info@omniscriptum.com
www.omniscriptum.com

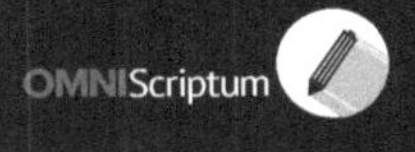